ACTÍVATE
EN 3 MESES

9 RETOS
SENCILLOS

I0446967

PARA MEJORAR TU SALUD Y BIENESTAR

SIN MATERIAL

REGISTRA TU PROGRESO

REGALA SALUD

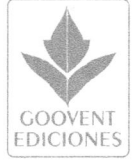

ISBN: 9798870714714
Copyright © 2023. Todos los derechos reservados
Goovent Technologies SLNEU
info@goovent.es

«Si crees que puedes, tienes razón;
si crees que no puedes, tienes razón.»

– Henry Ford

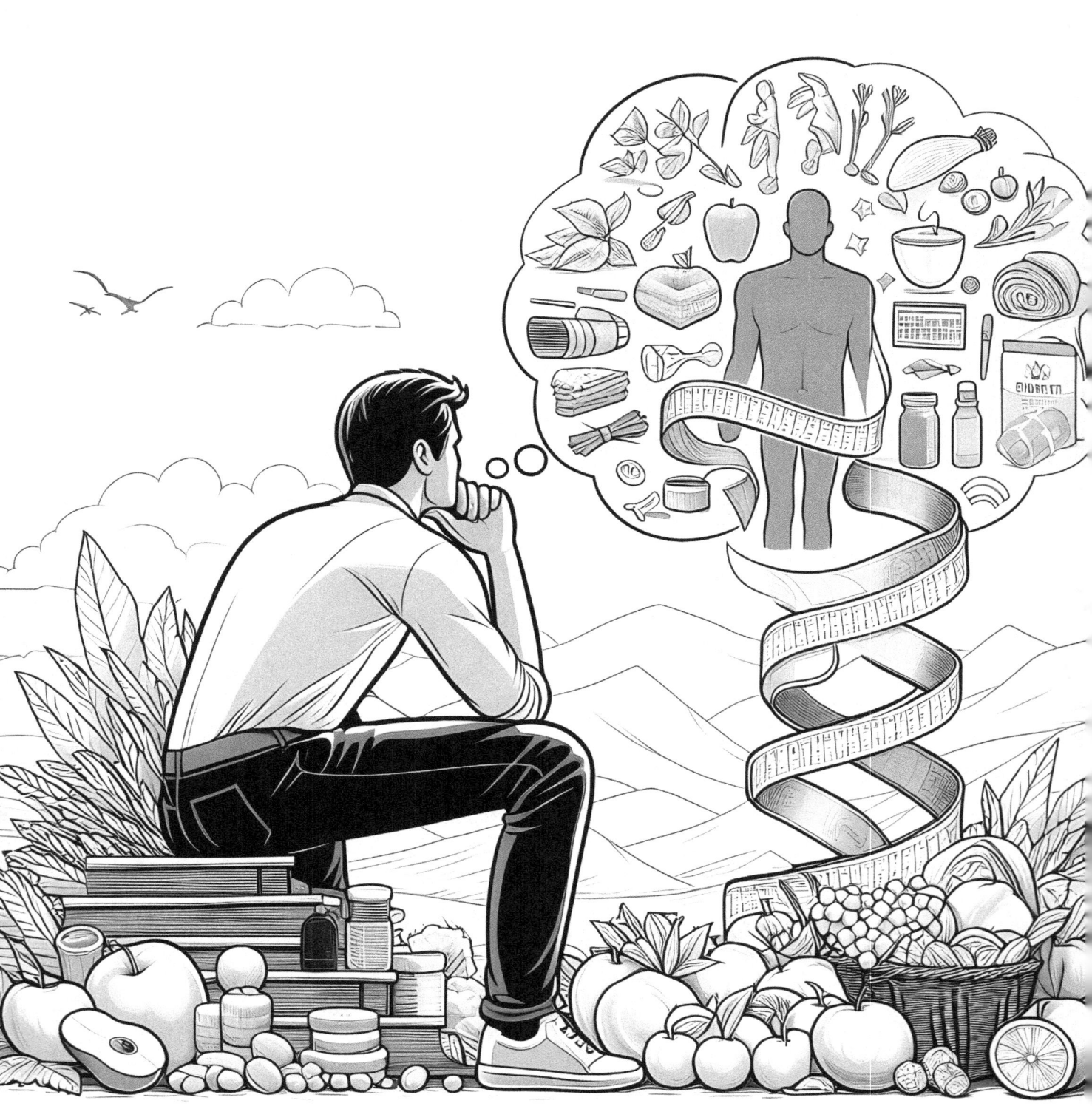

INTRODUCCIÓN

¡Vamos allá! Mira, el ejercicio es como ese amigo que te anima a vivir la mejor versión de ti mismo, ¿sabes? Te despierta por las mañanas con una sonrisa, te da energía cuando más lo necesitas y te hace sentir increíblemente bien contigo mismo.

Imagina esto: cada vez que te ejercitas, estás construyendo un puente directo hacia tu bienestar. No solo se trata de estar en forma físicamente, sino de cultivar ese equilibrio mental y emocional que te hace brillar con luz propia.

El ejercicio no es solo levantar pesas o correr una maratón (aunque si eso te entusiasma, ¡adelante!). Puede ser cualquier cosa que te haga mover el esqueleto y te haga sentir vivo. Desde bailar en la sala de tu casa como si no hubiera un mañana, hasta salir a caminar al aire libre y respirar la libertad que te rodea.

¿Sabes qué es lo mejor? El ejercicio es un cóctel mágico que libera endorfinas, esas hormonas de la felicidad que te hacen sonreír como un niño con su juguete nuevo. Te conecta con esa sensación de logro, de superación personal, de ser capaz de cosas que ni te imaginabas.

Además, ¿has pensado en el efecto dominó? Cuando te cuidas a ti mismo, contagias esa buena vibra a todos los aspectos de tu vida. Tu productividad se dispara, tu creatividad se despierta y tus relaciones se fortalecen porque irradias esa energía positiva que atrae a todos a tu alrededor.

No será fácil al principio, pero créeme, cada gota de sudor, cada esfuerzo, vale la pena. No se trata solo del cuerpo, es sobre la mente, el alma, ¡es sobre ti! Así que ponte esas zapatillas, encuentra tu ritmo y empieza esta aventura que te llevará a ser la mejor versión de ti mismo. ¡No te arrepentirás!

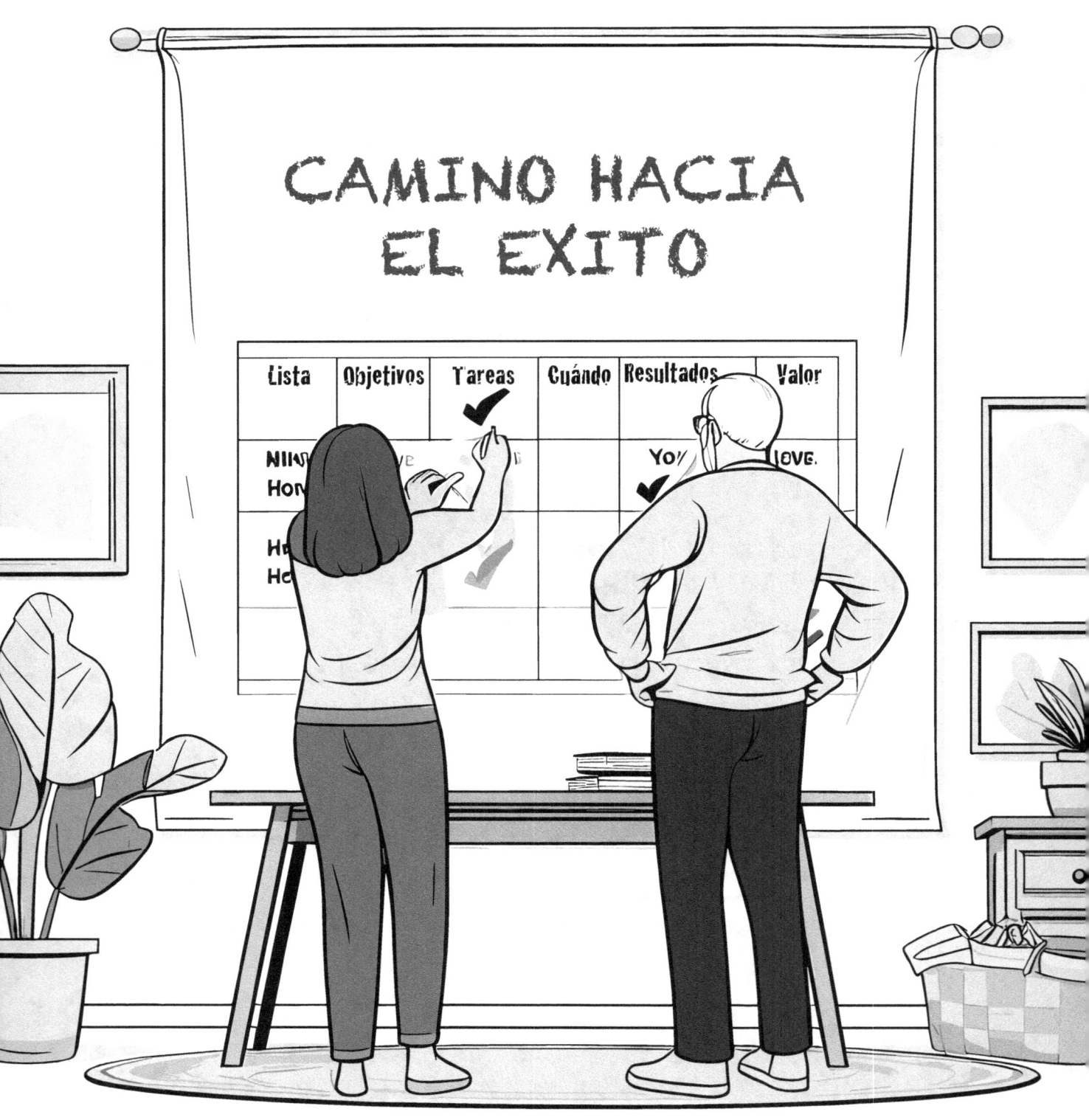

¿QUÉ VAS A HACER?

En este libro te voy a proponer varios retos que te pondrán a prueba, que te harán salir de tu zona de confort, que te harán sudar (un poco, pero sí, algo sudarás), que te harán sufrir, pero que también te harán disfrutar, que te harán crecer, que te harán triunfar.

Retos que te van a cambiar la vida.

¿Estás preparado para el desafío?

Bien, pues antes de empezar, déjame que te explique cómo funciona este libro y cómo sacarle el máximo partido.

Este libro está dividido en dos partes. En la primera te voy a explicar una serie de retos que te harán cambiar la vida. En la segunda parte encontrarás unas tablas para registrar tus avances, tu progreso, tu cambio.

Tu misión es cumplir con cada reto, siguiendo las instrucciones que te daré en cada capítulo. No te preocupes, no son complicados. Solo requieren de tu compromiso, de tu voluntad y de tu acción.

Pero no basta con hacer los retos. También tienes que medir tus resultados. Por eso, al final del libro encontrarás unas tablas donde podrás apuntar tus registros. Tus registros son los datos que te indicarán tu progreso, tu evolución y tu transformación. Recuerda que el primer paso para cambiar algo es poder medirlo.

Es muy importante que rellenes estas tablas con honestidad y precisión. Así podrás ver de forma objetiva cómo vas avanzando, cómo vas mejorando y cómo vas logrando tus metas.

Además, estas tablas te servirán de motivación. Porque cuando veas lo que eres capaz de hacer, cuando compruebes lo que has conseguido, cuando sientas lo que has cambiado, no querrás parar. Querrás seguir adelante, querrás superarte, querrás alcanzar la cima.

Yo te daré el empujón, el ánimo, el apoyo, pero solo tú puedes hacerlo. Solo tú puedes tomar la decisión. Solo tú puedes aceptar el reto.

¿Estás listo para conocer los retos de tus próximas 12 semanas?

Pues vamos allá.

Bienvenido al libro que va a cambiar tu vida.

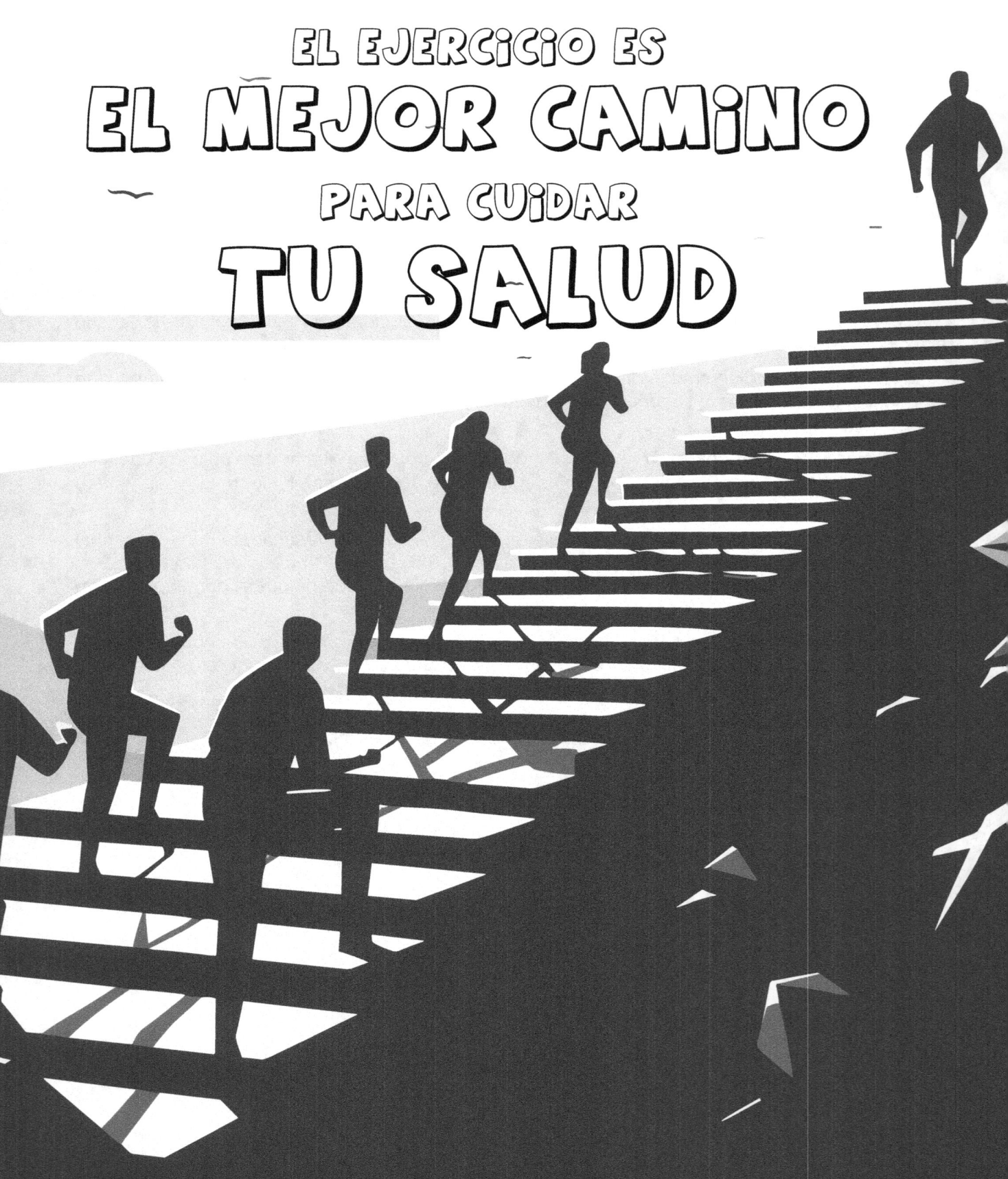

RETO #1
SUBIR ESCALERAS

Fortalece los músculos	★★★★★	Mejora la salud ósea	★★★★★
Mejora el corazón	★★★★★	Ayuda a prevenir caídas	★★★☆☆
Aumenta la resistencia	★★★★★	Mejora la estabilidad	★★☆☆☆
Ayuda a controlar el peso	★★★★★	Quema calorías	★★★★☆
Mejora la postura	★★★☆☆	Reduce el estrés	★★☆☆☆

¡Ey, hablemos de un ejercicio que está justo frente a nosotros y que puede cambiar nuestro día a día! Subir escaleras, esa actividad cotidiana que a menudo pasamos por alto, es una verdadera joya para mejorar nuestra salud en todos los aspectos.

Subir escaleras es una de las mejores formas de quemar calorías, tonificar tus músculos, fortalecer tu corazón y mejorar tu respiración. Además, subir escaleras puede ayudarte a prevenir enfermedades como la diabetes, la obesidad y las enfermedades cardiovasculares.

Y eso no es todo, subir escaleras quema calorías de manera increíble y también impulsa nuestra salud cardiovascular. Eleva el ritmo cardíaco, mejorando la circulación y reduciendo el riesgo de enfermedades del corazón. ¡Es como darle un impulso al motor interno!

Hablemos de huesos fuertes, porque sí, subir escaleras también contribuye a eso. Este ejercicio de peso corporal fortalece especialmente los huesos de las piernas, haciendo frente a problemas como la osteoporosis.

¿Sabes cuántas calorías puedes quemar subiendo escaleras? Según los expertos, una persona de 65 kilos de peso puede quemar cerca de 500 calorías si sube y baja las escaleras durante una hora. Eso es más que correr, nadar o montar en bicicleta. Y lo mejor de todo es que no necesitas pagar un gimnasio, ni comprar ningún equipo, ni salir de casa. Solo necesitas unas escaleras y ganas de moverte.

Pero no te preocupes, no hace falta que subas escaleras durante una hora seguida. Puedes empezar poco a poco, subiendo unos pocos pisos al día, e ir aumentando la intensidad y la duración según tu nivel de forma física. Lo importante es que seas constante y que lo hagas con una buena postura, manteniendo la espalda recta y apoyando bien el pie en cada escalón.

Para que subir escaleras sea más divertido y motivador, te propongo que lo conviertas en un juego. Puedes retarte a ti mismo a subir más pisos cada día, a subir más rápido, a subir de dos en dos, o a subir con algún peso extra, como una mochila o unas botellas de agua. También puedes competir con algún amigo, familiar o vecino, y ver quién sube más escaleras en una semana o en un mes.

Subir escaleras es una forma de conectar con tu yo infantil, de recordar aquellos tiempos en los que subir y bajar escaleras era un juego divertido y no una obligación. Así que no lo dudes más, deja el ascensor y empieza a subir escaleras.

——————

¿Y sabes qué más? ¡La mente también se beneficia! Al liberar endorfinas, el estrés se reduce y el ánimo mejora. Te sientes con más energía, más vitalidad, y eso se nota en cómo enfrentas el día a día.

¿Cómo puedes empezar? Te voy a dar unos consejos para que lo hagas bien y no te lesiones:

✔ Calienta antes de subir. Haz unos ejercicios de movilidad articular para preparar tus músculos y articulaciones. Así evitarás calambres, tirones y dolores.

✔ Elige unas escaleras adecuadas. Busca unas escaleras que sean amplias, seguras y con buena iluminación. Evita las que sean muy estrechas, resbaladizas o con obstáculos. Y si puedes, usa unas zapatillas cómodas y antideslizantes.

✔ Sube con buena técnica. Mantén la espalda recta, la cabeza alta y la mirada al frente. Apoya todo el pie en el escalón, no solo la punta, y empuja con fuerza desde el talón. Usa el pasamanos si lo consideras necesario. Usa los brazos para impulsarte y equilibrarte. Respira de forma regular y profunda, y no aguantes la respiración.

¿Y si no puedes subir a un séptimo piso? No te preocupes, con que subas algunos pisos andando y luego cojas el ascensor, ya estás haciendo algo bueno por tu salud. Lo importante es que te muevas y que no seas un vago que sólo usa el ascensor. Piensa que cada escalón que subes es un paso más hacia tu objetivo.

En definitiva, si queremos un cambio real en nuestra salud y bienestar, subir escaleras es un hábito fácil de incorporar. No sólo construye músculos y un corazón más fuerte, sino que también impulsa esa sonrisa diaria y la sensación de bienestar general. ¡Vamos a subir, que el cambio está justo ahí!

> **⚠ ADVERTENCIA**
>
> Consulta con tu médico antes de iniciar un programa de ejercicio, especialmente si existen condiciones médicas preexistentes.
>
> Recuerda realizar estos ejercicios suavemente, sin forzar movimientos ni sentir dolor.

Niveles de dificultad

No todos tenemos la misma forma física ni la misma edad, por lo que te propongo que elijas un nivel de dificultad acorde a tu estado de forma actual. Puedes comenzar por el nivel 1 y, cuando te sientas más cómodo, incrementar la dificultad.

Sube escaleras con la ayuda del pasamanos. Mantén la espalda recta y descansa cuando lo necesites.

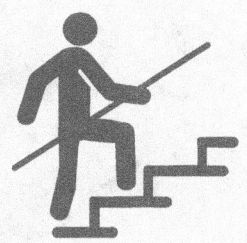

Sube escaleras de forma continua y sin ayuda del pasamanos. Mantén la espalda recta y descansa cuando lo necesites.

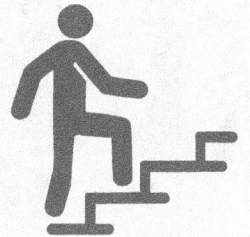

Sube las escaleras con peso: 1 o 2Kg en cada mano o una mochila. O bien sube de dos en dos escaleras.

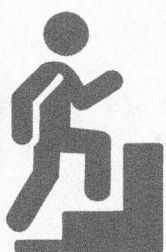

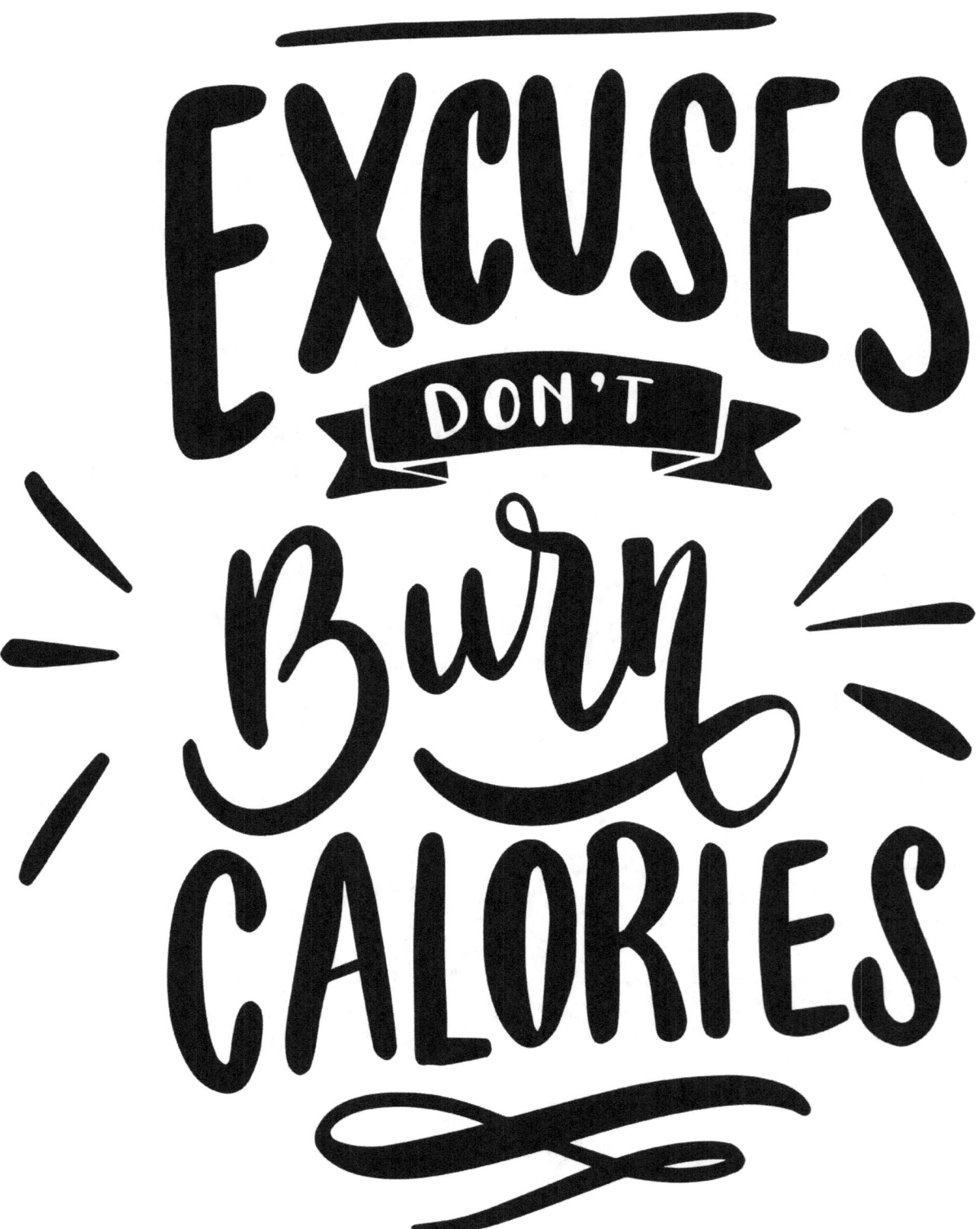

RETO #2
BAJAR ESCALERAS

Fortalece los músculos	★★☆☆☆	Mejora la salud ósea	★★★★★
Mejora el corazón	★★☆☆☆	Ayuda a prevenir caídas	★★★★★
Aumenta la resistencia	★★☆☆☆	Mejora la estabilidad	★★★★☆
Ayuda a controlar el peso	★★☆☆☆	Quema calorías	★☆☆☆☆
Mejora la postura	★★★★☆	Reduce el estrés	★☆☆☆☆

¿Te has dado cuenta de lo fácil que es bajar escaleras? Bajar escaleras, esa actividad cotidiana que a menudo se pasa por alto, es una verdadera joya para mejorar nuestra salud en todos los aspectos. ¿Sabías que tiene sus propios beneficios únicos en comparación con subir escaleras? ¿No es lo mismo que subirlas?

No es lo mismo, bajar escaleras te ayuda de forma totalmente diferente a subirlas. Mejora la coordinación y la estabilidad, ayudando a prevenir caídas.

Bajar escaleras envía impactos suaves y constantes a tus piernas, fortaleciendo huesos y músculos gradualmente. Es como una inversión a largo plazo para una fuerza muscular y salud ósea sólidas. Además, fortalece las articulaciones, especialmente las de las rodillas y los tobillos, esto te va a permitir moverte con más agilidad y evitar el dolor y la inflamación. Además, al bajar escaleras, activas los músculos del core, los glúteos, los cuádriceps y los isquiotibiales, que son los que te dan estabilidad y equilibrio.

Solo tienes que aprovechar las escaleras que hay en tu casa, en tu trabajo, en el metro, en el centro comercial… Están por todas partes, y son gratis.

El sedentarismo te hace engordar, te debilita, te enferma, te deprime y te resta productividad. ¿Quieres eso para ti?

Por supuesto que no. Tú quieres estar en forma, sentirte bien, tener energía, ser feliz y triunfar. Y para eso, sólo tienes que moverte un poco más cada día. Y bajar escaleras te ayuda a conseguirlo.

¡Ah! Y no olvidemos, al bajar escaleras, estás previniendo posibles caídas. Al fortalecer tus piernas, construyes una base sólida que reduce significativamente el riesgo de accidentes.

En resumen, bajar escaleras no es sólo descender unos peldaños, es una oportunidad para mejorar tu salud a cada paso. Fortalece huesos y músculos, mejora la coordinación, previene caídas y despierta tu mente. ¡Es un pequeño gesto con enormes beneficios para tu bienestar general!

> **⚠ ADVERTENCIA**
>
> Consulta con tu médico antes de iniciar un programa de ejercicio, especialmente si existen condiciones médicas preexistentes.
>
> Recuerda realizar estos ejercicios suavemente, sin forzar movimientos ni sentir dolor.

«El ascensor hacia al éxito está fuera de servicio; tienes que subir las escaleras poco a poco.»

– Mireia Belmonte

Pasa a la acción

Niveles de dificultad

No todos tenemos la misma forma física ni la misma edad, por lo que te propongo que elijas un nivel de dificultad acorde a tu estado de forma actual. Puedes comenzar por el nivel 1 y, cuando te sientas más cómodo, incrementar la dificultad.

Baja las escaleras apoyando ambos pies en cada escalón. Puedes ayudarte del pasamanos para evitar caídas.

Baja las escaleras apoyando cada pie en un escalón diferente, de forma continua. Puedes ayudarte del pasamanos para evitar caídas.

Añade peso en una mochila o baja las escaleras de dos en dos. Puedes ayudarte del pasamanos para evitar caídas.

También puedes sustituir este ejercicio por subir y bajar a un taburete de poca altura.

Recuerda los beneficios que vas a conseguir si te mantienes constante:

- ✔ Fortalecerás los músculos.
- ✔ Mejorarás tu salud ósea.
- ✔ Mejora tu coordinación y equilibrio.
- ✔ Te ayudará a prevenir caídas.

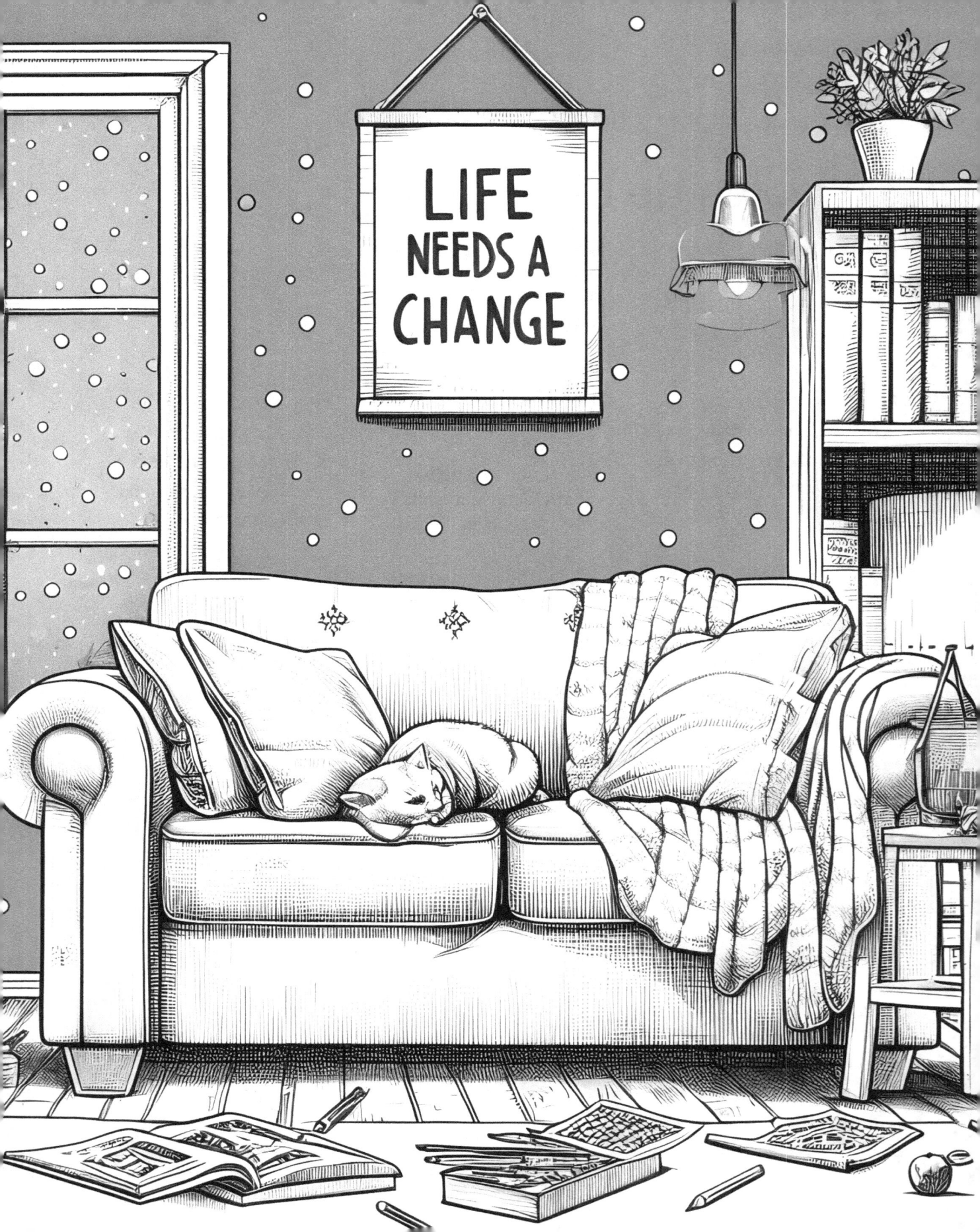

RETO #3
SENTADILLAS SIN EXCUSAS

Fortalece los músculos	★★★★★		Mejora la salud ósea	★★★★★
Mejora el corazón	★★★★★		Ayuda a prevenir caídas	★★★★☆
Aumenta la resistencia	★★★★★		Mejora la estabilidad	★★★☆☆
Ayuda a controlar el peso	★★★★☆		Quema calorías	★★★☆☆
Mejora la postura	★★★☆☆		Reduce el estrés	★★★☆☆

Prepárate, porque te voy a decir las cosas claras y sin rodeos. No te voy a dorar la píldora ni a hacerte falsas promesas. Te voy a hablar como un amigo que te quiere ver bien, pero que también te va a dar un empujón cuando lo necesites. ¿Estás listo? Pues vamos allá.

Mira, sé que eres una persona sedentaria. Que te pasas el día sentado frente al ordenador, al televisor o al móvil. Que te cuesta levantarte del sofá y mover el esqueleto. Que te inventas mil excusas para no hacer ejercicio. Lo sé porque es lo que me pasa a mí desde que tengo uso de razón. Que te dices que no tienes tiempo, que no tienes ganas, que no tienes dinero, que no tienes espacio, que no tienes ropa adecuada, que no tienes nada que ponerte… ¡Basta ya! Deja de engañarte a ti mismo y de sabotear tu salud. Tienes que cambiar ese hábito nocivo y empezar a cuidarte. Y no hay mejor forma de empezar que haciendo sentadillas.

Las sentadillas son uno de los ejercicios más sencillos, baratos y efectivos que existen. No necesitas ningún equipo, ni ningún lugar especial, ni ningún entrenador personal. Solo necesitas tu propio cuerpo y tu propia voluntad. Puedes hacerlas en cualquier momento y en cualquier lugar. En tu casa, en tu oficina, en el parque, en el supermercado, en el baño… Donde quieras y cuando quieras. Solo tienes que flexionar las rodillas y bajar el cuerpo, manteniendo la espalda recta y el abdomen contraído. Y luego volver a subir. Así de fácil. Y así de duro.

Porque no te voy a mentir. Las sentadillas son un ejercicio exigente que te va a hacer sudar y sufrir. Te va a doler todo el cuerpo, sobre todo las piernas y los glúteos. Te va a costar respirar y te va a faltar el aire. Te va a dar ganas de rendirte y de abandonar. Pero no lo hagas. No te rindas. No abandones. Sigue adelante. Porque ese dolor es el precio que tienes que pagar por tu salud. Porque ese dolor es el indicador de que estás haciendo algo bueno por ti. Porque ese dolor es el camino hacia tu transformación.

Las sentadillas te van a transformar. Te van a hacer más fuerte, más ágil, más flexible, más resistente, más saludable. Te van a dar más energía, más confianza, más autoestima, más seguridad. Te van a hacer sentir mejor contigo mismo y con los demás. Te van a hacer más atractivo, más deseable, más irresistible. Te van a hacer más feliz.

¿Qué más quieres? ¿Qué más necesitas? ¿Qué más te puedo decir? Las sentadillas son la solución a todos tus problemas. Son el mejor regalo que puedes hacerte. Son la mejor inversión que puedes hacer. Son la mejor decisión que puedes tomar. Así que deja de leer y ponte a hacerlas. Ahora mismo. Sin excusas. Sin demoras. Sin miedo. Hazlo por ti. Hazlo por tu salud. Hazlo por tu vida.

No me vengas con excusas. No tienes tiempo, no tienes dinero, no tienes ganas… Todo mentira. Lo que no tienes es motivación. Y eso se soluciona con acción. Empieza hoy mismo a hacer ejercicio y a comer sano. Verás cómo cambia tu ánimo, tu energía y tu salud.

No te arrepentirás. Te lo prometo.

⚠ ADVERTENCIA

Consulta con tu médico antes de iniciar un programa de ejercicio, especialmente si existen condiciones médicas preexistentes.

Recuerda realizar estos ejercicios suavemente, sin forzar movimientos ni sentir dolor.

 Niveles de dificultad

No todos tenemos la misma forma física ni la misma edad, por lo que te propongo que elijas un nivel de dificultad acorde a tu estado de forma actual. Puedes comenzar por el nivel 1 y, cuando te sientas más cómodo, incrementar la dificultad. Si tienes problemas en las rodillas, recuerda que no debes doblarlas más de 90°.

De pie, delante de una silla, siéntate y levántate. Con la mirada al frente y la espalda recta. Una y otra vez.

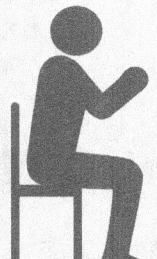

De pie, delante de una silla, baja y sube sin llegar a tocar la silla. Recuerda mantener la espalda recta en todo momento.

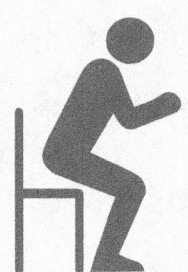

Sin silla, baja hasta donde puedas. Si notas dolor, no bajes tanto. Puedes utilizar una mochila o algún peso en las manos. Pero la espalda siempre recta.

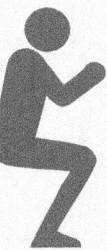

Haz varias series. Por ejemplo, haz 10 flexiones, descansa 1 o 2 minutos y vuelve a hacer otras 10 flexiones. Intenta llegar a hacer 3 series de 10 repeticiones.

«El dolor es temporal,
la satisfacción es para siempre.»

– Arnold Schwarzenegger

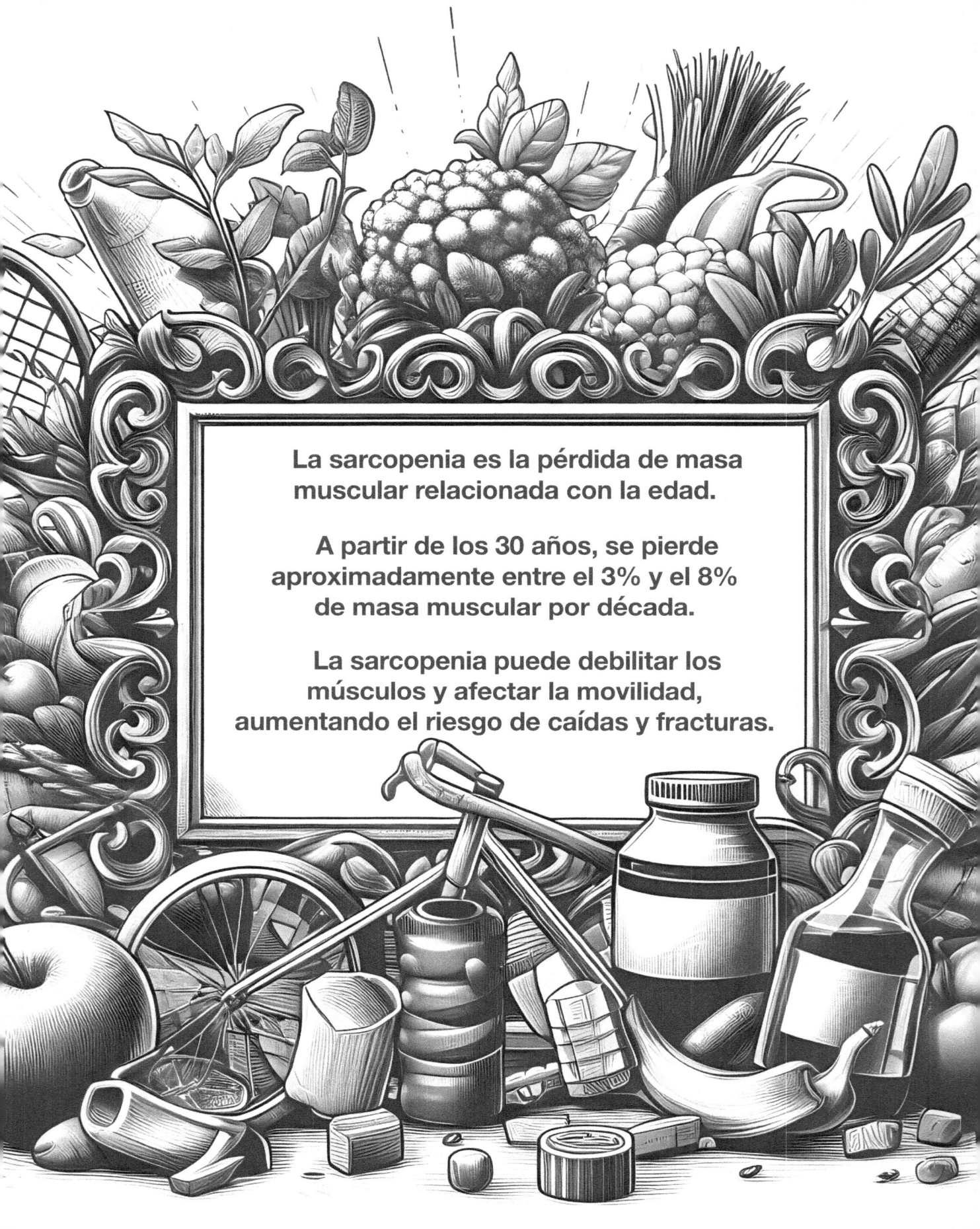

La sarcopenia es la pérdida de masa muscular relacionada con la edad.

A partir de los 30 años, se pierde aproximadamente entre el 3% y el 8% de masa muscular por década.

La sarcopenia puede debilitar los músculos y afectar la movilidad, aumentando el riesgo de caídas y fracturas.

RETO #4
FLEXIONES PARA VIVIR MEJOR

Fortalece los músculos	★★★★★	Mejora la salud ósea	★★★★☆
Mejora el corazón	★★★☆☆	Ayuda a prevenir caídas	★★★★☆
Aumenta la resistencia	★★★☆☆	Mejora la estabilidad	★★★☆☆
Ayuda a controlar el peso	★★★☆☆	Quema calorías	★★★★☆
Mejora la postura	★★★★☆	Reduce el estrés	★★★☆☆

Las flexiones son el ejercicio más clásico y versátil que existe. Y también el más beneficioso para tu salud. Las flexiones te ayudan a trabajar tus brazos, tus hombros, tu pecho, tu espalda y tu core, a mejorar tu resistencia, a prevenir dolores, a aumentar tu confianza, a mejorar tu aspecto y a potenciar tu autoestima.

¿Qué más se puede pedir?

Pues se puede pedir más. Se puede pedir que hagas más flexiones. Porque la mayoría de nosotros no hacemos ninguna. Vivimos en una sociedad sedentaria, donde nos conformamos con lo mínimo, donde nos da pereza ponernos a prueba, donde nos falta motivación. Y eso nos pasa factura.

Según la Organización Mundial de la Salud, se recomienda hacer al menos 150 minutos de actividad física moderada a la semana para mantener una buena salud. Pero la realidad es que la media mundial es de solo 96 minutos. Eso significa que estamos haciendo menos de dos tercios de lo que deberíamos.

Y eso tiene que cambiar.

Por eso te propongo un reto. Un reto que te va a cambiar la vida. Un reto que te va a hacer hacer más flexiones, más sencillas y más desafiantes. Un reto que te va a hacer sentir mejor contigo mismo y con el mundo.

El reto se llama "Flexiones para vivir mejor". Y consiste en lo siguiente:

Durante 30 días, haz al menos 10 flexiones al día. No importa cómo, ni dónde, ni cuándo. Solo importa que lo hagas. Puedes hacerlas sobre la pared, sobre una mesa, sobre el suelo o sobre cualquier superficie que te permita bajar y subir tu cuerpo.

Cada día, vas a apuntar en la tabla cuántas haces, y dentro de unas semanas podrás comprobar tu progreso. Así podrás motivarte a ti mismo y comentarlo con otros para que se unan al reto.

Al final de los 30 días, vas a celebrar tu logro. Te vas a sentir orgulloso de haber cumplido el reto. Te vas a dar cuenta de que las flexiones son más que un ejercicio, son una forma de vida. Y vas a querer seguir haciendo flexiones.

Estas flexiones son el desafío perfecto para tus músculos. Trabajan los brazos, hombros y pecho, fortaleciendo estos grupos musculares con cada repetición. ¡Es como darles una dosis de energía para crecer y fortalecerse!

Y no te preocupes, ¡tu corazón también se beneficia! Las flexiones, incluso en su forma más suave, pueden mejorar la circulación sanguínea, llevando un flujo de energía a todo tu cuerpo.

¿Te animas a aceptar el reto?

Si es así, solo tienes que hacer una cosa: empezar a hacer flexiones. Ahora mismo. No esperes a mañana, ni a la semana que viene, ni al mes que viene. Empieza hoy. Haz la primera flexión. Y luego la segunda. Y la tercera. Y así hasta llegar a las 10.

Flexiones para vivir mejor. Y tú quieres vivir mejor, ¿verdad?

Entonces, ¿a qué esperas?

¡Vamos, haz flexiones conmigo!

⚠ ADVERTENCIA

Consulta con tu médico antes de iniciar un programa de ejercicio, especialmente si existen condiciones médicas preexistentes.

Recuerda realizar estos ejercicios suavemente, sin forzar movimientos ni sentir dolor.

 Niveles de dificultad

No todos tenemos la misma forma física ni la misma edad, por lo que te propongo que elijas un nivel de dificultad acorde a tu estado de forma actual. Puedes comenzar por el nivel 1 y, cuando te sientas más cómodo, incrementar la dificultad. Es mejor que elijas una menor dificultad para realizar el ejercicio durante más tiempo, que al revés.

De pie, coloca las manos con los brazos estirados en la pared. Dobla los codos y vuelve a extenderlos.

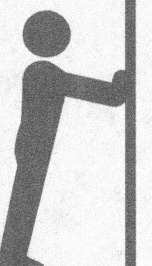

Lo mismo que en el anterior, pero con el cuerpo más inclinado, sobre una mesa. Recuerda, la espalda siempre recta.

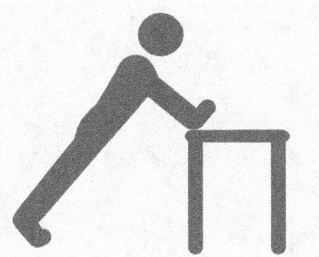

Las flexiones en el suelo o sobre un soporte bajo. Tumbado en el suelo, con las manos a la altura de los hombros, sube y baja. Puedes apoyar las rodillas para hacerlo más fácil.

Haz varias series. Por ejemplo, haz 10 flexiones, descansa 1 o 2 minutos y vuelve a hacer otras 10 flexiones. Intenta llegar a hacer 3 series de 10 repeticiones.

«Si trabajas, los resultados vendrán solos.
No hago las cosas a medias, porque
sé que si lo hago entonces sólo puedo
esperar tener resultados a medias.»

– Michael Jordan

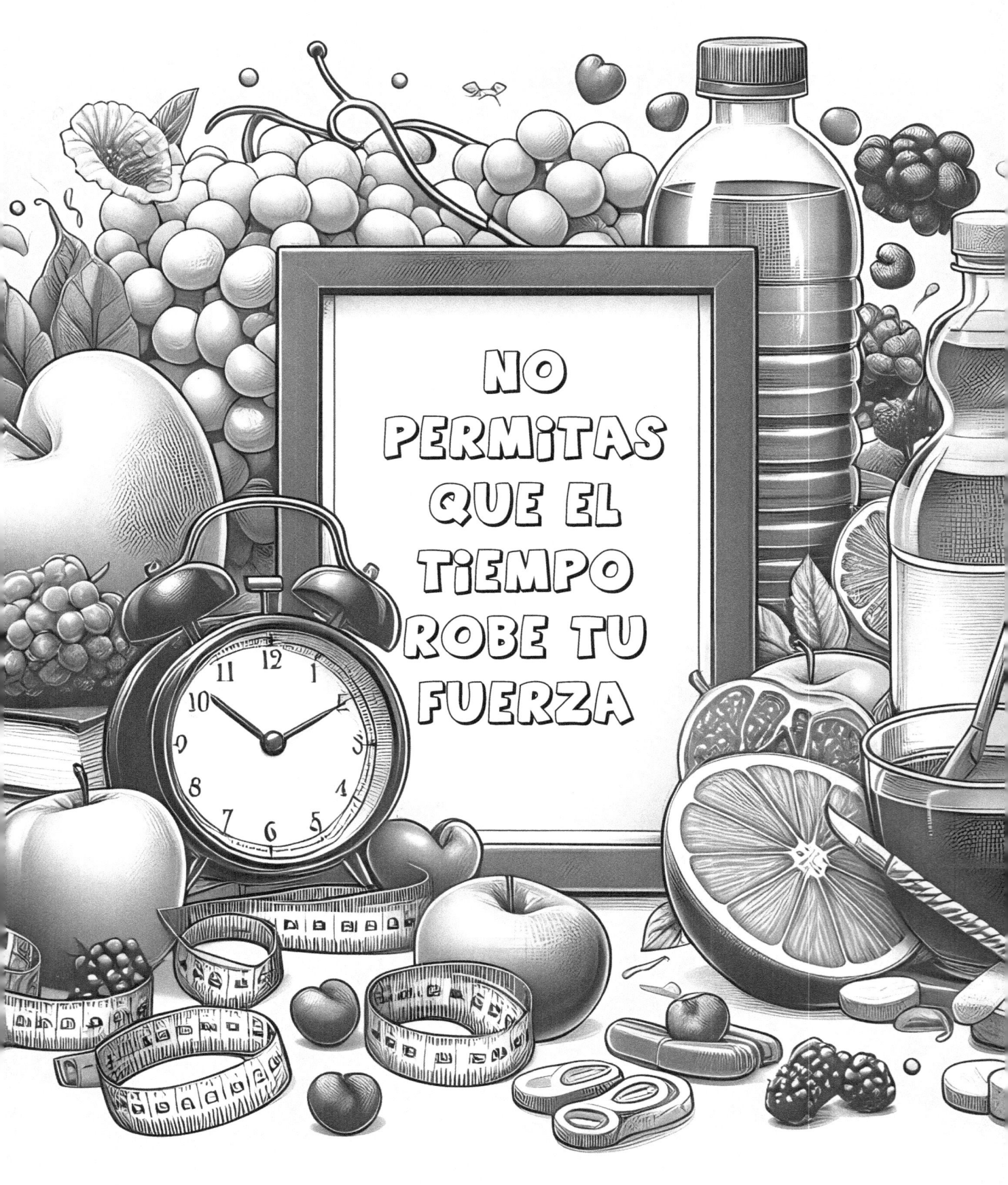

RETO #5
MANTÉN EL EQUILIBRIO

Fortalece los músculos	★★☆☆☆	Mejora la salud ósea	★★★☆☆
Mejora el corazón	★★☆☆☆	Ayuda a prevenir caídas	★★★★★
Aumenta la resistencia	★☆☆☆☆	Mejora la estabilidad	★★★★★
Ayuda a controlar el peso	★★☆☆☆	Quema calorías	★★☆☆☆
Mejora la postura	★★★★★	Reduce el estrés	★★★☆☆

Sé que estás cómodo en tu sofá, viendo Netflix y comiendo palomitas mientras lees este libro. Sé que te da pereza moverte, que piensas que el deporte no es lo tuyo, que no tienes tiempo ni ganas de sudar.

Pero déjame decirte algo: estás cometiendo un grave error.

Un error que puede costarte la salud, el dinero y la felicidad.

¿Sabes por qué?

Porque al no hacer ejercicio, estás dejando que tu cuerpo se deteriore. Estás perdiendo fuerza, flexibilidad, agilidad y equilibrio. Estás aumentando el riesgo de sufrir caídas, lesiones, dolores, enfermedades y dependencia.

Y eso, amigo, no es vida.

La vida es movimiento. La vida es acción. La vida es disfrutar de cada momento con energía, vitalidad y confianza.

Y para eso, necesitas hacer ejercicios de equilibrio y coordinación.

¿Qué son los ejercicios de equilibrio y coordinación?

Son aquellos que te ayudan a controlar tu cuerpo, a sincronizar tus movimientos, a mejorar tu postura y a prevenir accidentes.

Son ejercicios como caminar sobre una barra, saltar con giros, levantar una pierna, mantener el equilibrio sobre una superficie blanda o hacer volteretas.

¿Qué beneficios tienen los ejercicios de equilibrio y coordinación?

Muchos. Aquí te enumero algunos:

✔ Mejoran tu rendimiento en los deportes y en casi todas las actividades, ya que aumentas la precisión, la eficacia y la armonía de tus movimientos.

✔ Previenen caídas, puesto que tienes una mayor conciencia sobre tu cuerpo y por lo tanto mayores reflejos.

✔ Corrigen problemas de postura, por lo que evitas lesiones, dolores y molestias.

✔ Fortalecen el sistema neuromuscular y aumentan la estabilidad del cuerpo, especialmente del núcleo central (core), que es fundamental para tu salud y tu rendimiento deportivo.

✔ Mejoran los reflejos, la velocidad y la flexibilidad, lo que te permite adaptarte mejor a diferentes circunstancias y retos.

¿Cómo puedes empezar a hacer ejercicios de equilibrio y coordinación?

Es muy fácil. Sólo necesitas un poco de espacio, ropa cómoda y ganas de divertirte.

Puedes empezar por hacer algunos ejercicios simples, como los que te propondré a continuación, o apuntarte a alguna actividad que te guste y que incluya ejercicios de equilibrio y coordinación, como el yoga, el pilates, el baile, las artes marciales o el body balance.

Lo importante es que hagas algo que te guste, para que lo hagas de forma regular y seas constante.

¿Qué esperas para empezar?

No dejes que la pereza, la excusa o el miedo te impidan mejorar tu vida.

Verás cómo te sientes más fuerte, más ágil, más seguro y más feliz.

Verás cómo te gusta ganar salud.

⚠ ADVERTENCIA

Consulta con tu médico antes de iniciar un programa de ejercicio, especialmente si existen condiciones médicas preexistentes.

Recuerda realizar estos ejercicios suavemente, sin forzar movimientos ni sentir dolor.

Pasa a la acción

Niveles de dificultad

Mantener el equilibrio no es fácil si no estás acostumbrado. Con estos sencillos ejercicios podrás comprobar cuál es tu nivel de equilibrio y mejorarlo. Cuando estés cómodo, aumenta el número de veces o repeticiones o el tiempo en equilibrio.

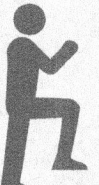

De pie, sube una rodilla y cuenta hasta 2, mantén el equilibrio y bájala. Cambia a la otra rodilla. No mantengas la respiración, respira normalmente. Puedes usar una silla como apoyo. 10 veces con cada pierna.

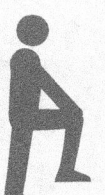

De pie, agarra una rodilla con las dos manos, cuenta hasta 5 manteniendo el equilibrio y baja la pierna. Cambia a la otra pierna. 10 veces con cada pierna.

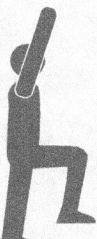

Mismo ejercicio pero además eleva los dos brazos hasta juntar las manos encima de la cabeza. Mantén 10 segundos y cambia de pierna.

Puedes complementar este ejercicio con otro muy completo, el *supermán en cuadrupedia* o *bird-dog*. Debes colocarte en el suelo en cuadrupedia, es decir, con las manos y rodillas apoyadas en el suelo. Ahora extiende el brazo de un lado y la pierna del lado contrario hasta que queden paralelos al suelo y en línea horizontal con la espalda. Aprieta ombligo y glúteos, espalda recta como si te pusieran un vaso de agua y mirada hacia el suelo. Si puedes, mírate en un espejo. Mantén la posición 5 o 10 segundos y vuelve a cuadrupedia. Ahora con el otro brazo y pierna. Haz 5 repeticiones con cada lado, descansa y vuelve a repetir.

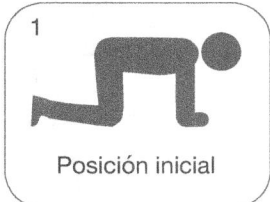

Posición inicial

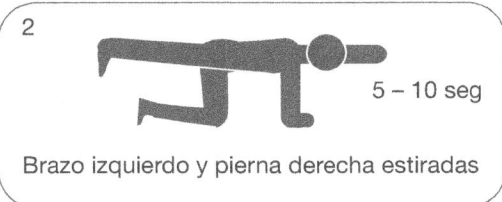

5 – 10 seg

Brazo izquierdo y pierna derecha estiradas

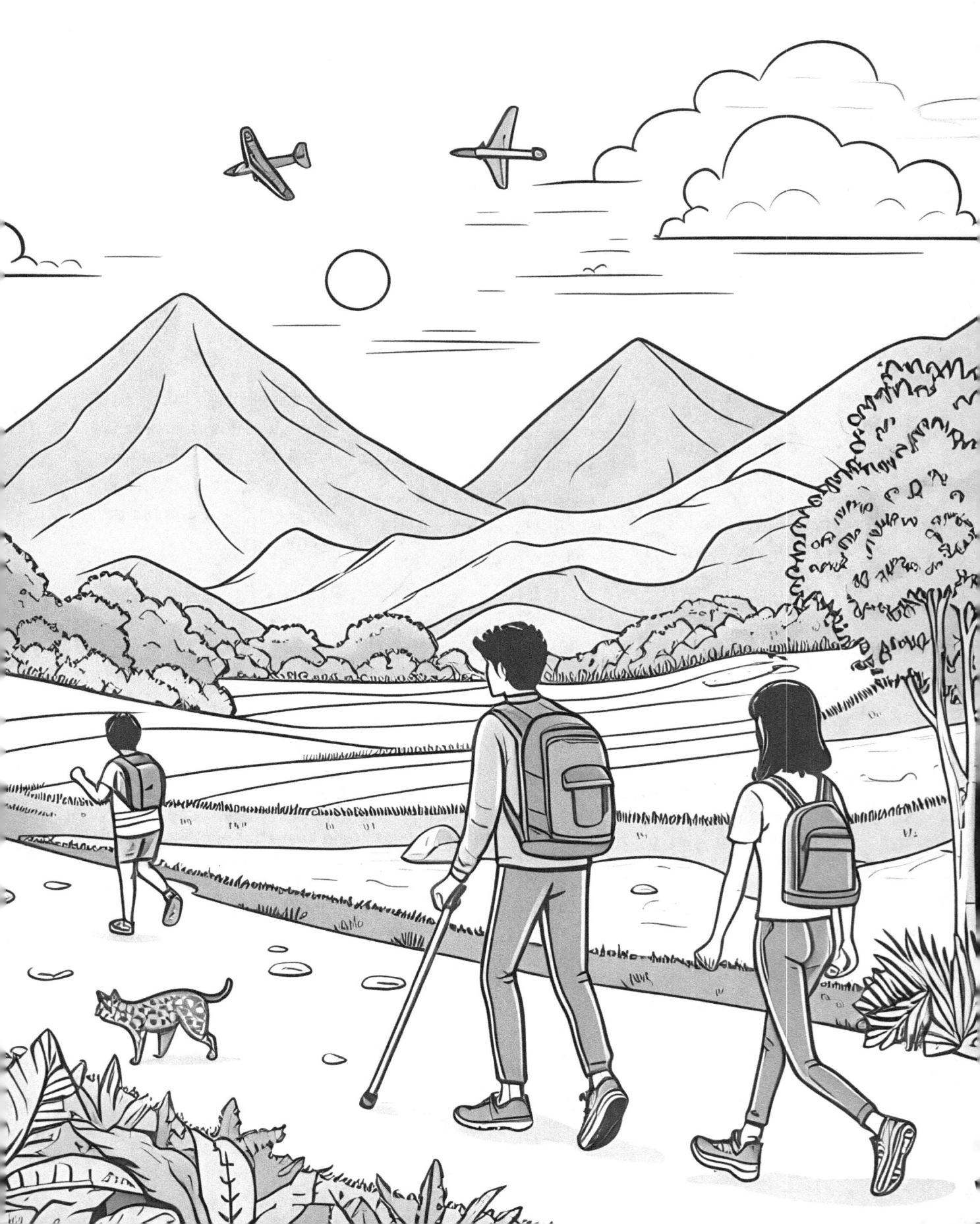

RETO #6
¡MUÉVETE!

Fortalece los músculos	★★☆☆☆	Mejora la salud ósea	★★★☆☆
Mejora el corazón	★★★★★	Ayuda a prevenir caídas	★★★★☆
Aumenta la resistencia	★★★★★	Mejora la estabilidad	★★★★☆
Ayuda a controlar el peso	★★★☆☆	Quema calorías	★★★★☆
Mejora la postura	★★★☆☆	Reduce el estrés	★★★★★

¿Sabes qué es lo que más me gusta de caminar? Que es gratis. No necesitas pagar una cuota de gimnasio, ni comprar una bicicleta, ni apuntarte a una carrera. Solo necesitas un par de zapatillas y ganas de moverte.

Caminar es el ejercicio más sencillo y natural que existe. Y también el más beneficioso para tu salud. Caminar te ayuda a quemar calorías, a fortalecer tu corazón, a mejorar tu circulación, a reducir el estrés, a dormir mejor, a prevenir enfermedades y a sentirte más feliz.

¿Qué más se puede pedir?

Pues se puede pedir más. Se puede pedir que camines más. Porque la mayoría de nosotros no caminamos lo suficiente. Vivimos en una sociedad sedentaria, donde pasamos horas sentados frente a una pantalla, en un coche o en un sofá. Y eso nos pasa factura.

Según la Organización Mundial de la Salud, se recomienda caminar al menos 10.000 pasos al día para mantener una buena salud. Pero la realidad es que la media mundial es de solo 4.961 pasos. Eso significa que estamos caminando menos de la mitad de lo que deberíamos.

Y eso tiene que cambiar.

Por eso te propongo un reto. Un reto que te va a cambiar la vida. Un reto que te va a hacer caminar más, hacer más kilómetros y más pasos. Un reto que te va a hacer sentir mejor contigo mismo y con el mundo.

Durante 30 días, vas a caminar al menos 10.000 pasos al día. No importa cómo, ni dónde, ni cuándo. Sólo importa que lo hagas. Aprovecha ese rato para hablar con alguien, liberar la mente, escuchar música la radio o un Podcast. Puedes usar una aplicación, un reloj inteligente o un podómetro para medir tus pasos. La mayoría de los teléfonos móviles actuales son capaces de estimar los pasos o distancia que caminas si los llevas contigo.

Al final de los 30 días, vas a celebrar tu logro. Te vas a sentir orgulloso de haber cumplido el reto. Te vas a dar cuenta de que caminar es más que un ejercicio, es una forma de vida. Y vas a querer seguir caminando. A partir de ese momento sólo tienes que mantenerlo.

¿Te animas a aceptar el reto?

Si es así, solo tienes que hacer una cosa: empezar a caminar. Ahora mismo. No esperes a mañana, ni a la semana que viene, ni al mes que viene. Empieza hoy. Da el primer paso. Y luego el segundo. Y el tercero. Y así hasta llegar a los 10.000.

No te arrepentirás. Te lo prometo.

Caminar es vivir. Y, recuerda, quedamos en que tú quieres vivir, ¿verdad?

Entonces, ¿a qué esperas?

¡Vamos, camina conmigo!

⚠ ADVERTENCIA

Consulta con tu médico antes de iniciar un programa de ejercicio, especialmente si existen condiciones médicas preexistentes.

Recuerda realizar estos ejercicios suavemente, sin forzar movimientos ni sentir dolor.

▁▅█ Niveles de dificultad

Levántate y anda. Da igual el ritmo o el lugar, lo que buscamos es no estar sentados o tumbados.

Camina de forma continua durante al menos 1h, idealmente en contacto con la naturaleza, pero lo importante es llegar a una hora.

Camina a un ritmo enérgico en el que empiece a costarte mantener una conversación. Descansa cuando lo necesites.

Puedes medir cuánto te mueves a diario por el número de pasos que das, la distancia que recorres o las calorías consumidas. Es fácil encontrar móviles, pulseras o relojes inteligentes que ofrezcan estos datos. Elijas la métrica que elijas, lo más importante es que seas constante día a día.

«Lo mejor no son las medallas, sino la forma de conseguirlas.»

– Gemma Mengual

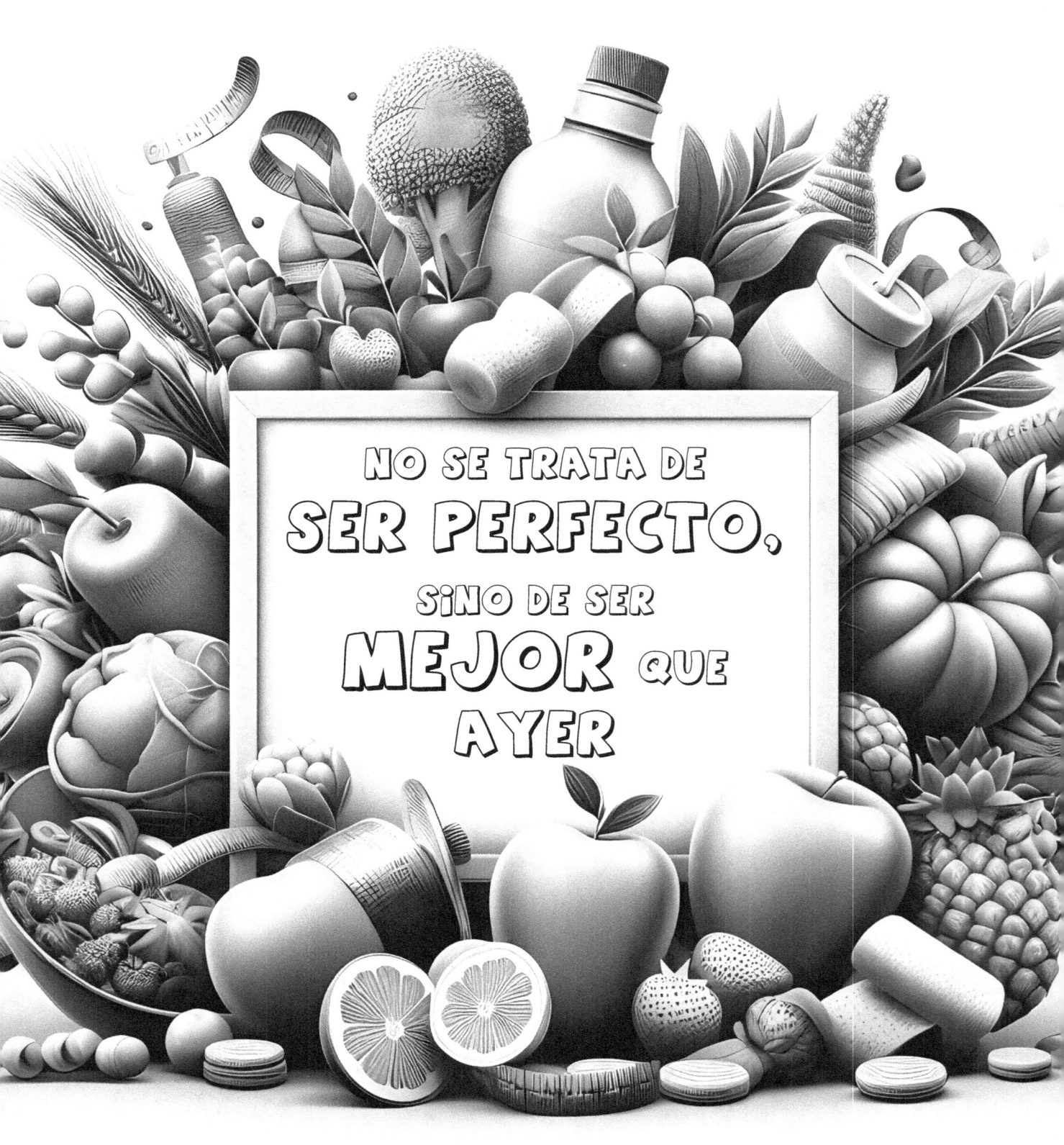

RETO #7
MIDE TU PESO

Fortalece los músculos	★☆☆☆☆	Mejora la salud ósea	★★★★☆
Mejora el corazón	★★★★★	Ayuda a prevenir caídas	★★★★☆
Aumenta la resistencia	★★★★☆	Mejora la estabilidad	★★★☆☆
Ayuda a controlar el peso	★★★★★	Quema calorías	★☆☆☆☆
Mejora la postura	★★☆☆☆	Reduce el estrés	★★★☆☆

¿Te has pesado últimamente? ¿Sabes cuánto pesas? ¿Sabes si estás dentro de tu peso ideal? ¿Sabes si tu peso está afectando a tu salud?

Si has respondido que no a alguna de estas preguntas, tengo una mala noticia para ti: estás jugando con fuego. Porque el peso no es solo una cuestión de estética, sino de salud. Porque el peso influye en tu riesgo de sufrir enfermedades cardiovasculares, diabetes, hipertensión, colesterol, artritis, depresión y muchos otros problemas.

Y no me vengas con excusas. No me digas que no tienes tiempo, que no tienes dinero, que no tienes ganas. No me digas que estás bien así, que no te importa tu salud, que eres feliz con tu peso. No me digas que ya lo harás mañana, o pasado, o nunca.

Porque sé que no es verdad. Sé que en el fondo quieres cambiar. Sé que en el fondo quieres sentirte mejor. Sé que en el fondo quieres vivir más.

Y yo estoy aquí para ayudarte. Yo estoy aquí para decirte cómo puedes controlar tu peso y mejorar tu salud. Yo estoy aquí para darte las claves que necesitas para lograr tu objetivo.

¿Quieres saber cuáles son? Pues sigue leyendo. Porque te voy a revelar los secretos que nadie te cuenta. Porque te voy a mostrar el camino que nadie te enseña. Porque te voy a dar el empujón que nadie te da.

Pero antes de empezar, déjame que te haga una pregunta: ¿estás dispuesto a comprometerte? ¿Estás dispuesto a hacer lo que sea necesario? ¿Estás dispuesto a salir de tu zona de confort?

Porque si no lo estás, mejor deja de leer ahora mismo. Porque este texto no es para ti. Porque este texto es sólo para personas que quieren cambiar. Para personas que quieren mejorar. Para personas que quieren vivir.

¿Eres una de esas personas? Entonces sigue leyendo. Porque esto es lo que tienes que hacer para controlar tu peso y mejorar tu salud:

✔ **Pesarte regularmente.** El primer paso para controlar tu peso es conocerlo. Por eso, te recomiendo que te peses al menos una vez por semana, preferiblemente por la mañana y en ayunas. Así podrás llevar un registro de tu evolución y ver si estás progresando o no. Además, pesarte te ayudará a motivarte y a mantenerte enfocado en tu meta.

✔ **Calcular tu índice de masa corporal (IMC).** El IMC es una medida que relaciona tu peso con tu altura. Te permite saber si estás dentro de tu peso ideal, o si tienes sobrepeso u obesidad. Para calcular tu IMC, sólo tienes que dividir tu peso en kilogramos entre el cuadrado de tu altura en metros. Por ejemplo, si pesas 70 kg y mides 1,75 m, tu IMC sería 22,86:

$$\frac{70}{1,75^2} = 22,86$$

El IMC ideal para un adulto está entre 18,5 y 24,9. Si tu IMC está por debajo o por encima de ese rango, significa que tienes que ajustar tu peso.

En Internet tienes multitud de calculadoras de IMC, si lo deseas, puedes escanear el siguiente código QR para acceder a una de ellas y calcular tu IMC:

https://fundaciondelcorazon.com/prevencion/calculadoras-nutricion/imc.html

	1,50m	1,55m	1,60m	1,65m	1,70m	1,75m	1,80m	1,85m	1,90m	1,95m	2,00m	2,05m	
40 Kg	17,78	16,65	15,63	14,69	13,84	13,06	12,35	11,69	11,08	10,52	10,00	9,52	
45 Kg	20,00	18,73	17,58	16,53	15,57	14,69	13,89	13,15	12,47	11,83	11,25	10,71	
50 Kg	22,22	20,81	19,53	18,37	17,30	16,33	15,43	14,61	13,85	13,15	12,50	11,90	
55 Kg	24,44	22,89	21,48	20,20	19,03	17,96	16,98	16,07	15,24	14,46	13,75	13,09	
60 Kg	26,67	24,97	23,44	22,04	20,76	19,59	18,52	17,53	16,62	15,78	15,00	14,28	Peso bajo
65 Kg	28,89	27,06	25,39	23,88	22,49	21,22	20,06	18,99	18,01	17,09	16,25	15,47	
70 Kg	31,11	29,14	27,34	25,71	24,22	22,86	21,60	20,45	19,39	18,41	17,50	16,66	
75 Kg	33,33	31,22	29,30	27,55	25,95	24,49	23,15	21,91	20,78	19,72	18,75	17,85	
80 Kg	35,56	33,30	31,25	29,38	27,68	26,12	24,69	23,37	22,16	21,04	20,00	19,04	
85 Kg	37,78	35,38	33,20	31,22	29,41	27,76	26,23	24,84	23,55	22,35	21,25	20,23	
90 Kg	40,00	37,46	35,16	33,06	31,14	29,39	27,78	26,30	24,93	23,67	22,50	21,42	Peso normal
95 Kg	42,22	39,54	37,11	34,89	32,87	31,02	29,32	27,76	26,32	24,98	23,75	22,61	
100 Kg	44,44	41,62	39,06	36,73	34,60	32,65	30,86	29,22	27,70	26,30	25,00	23,80	
105 Kg	46,67	43,70	41,02	38,57	36,33	34,29	32,41	30,68	29,09	27,61	26,25	24,99	
110 Kg	48,89	45,79	42,97	40,40	38,06	35,92	33,95	32,14	30,47	28,93	27,50	26,17	
115 Kg	51,11	47,87	44,92	42,24	39,79	37,55	35,49	33,60	31,86	30,24	28,75	27,36	
120 Kg	53,33	49,95	46,88	44,08	41,52	39,18	37,04	35,06	33,24	31,56	30,00	28,55	Sobrepeso
125 Kg	55,56	52,03	48,83	45,91	43,25	40,82	38,58	36,52	34,63	32,87	31,25	29,74	
130 Kg	57,78	54,11	50,78	47,75	44,98	42,45	40,12	37,98	36,01	34,19	32,50	30,93	
135 Kg	60,00	56,19	52,73	49,59	46,71	44,08	41,67	39,44	37,40	35,50	33,75	32,12	Obesidad
140 Kg	62,22	58,27	54,69	51,42	48,44	45,71	43,21	40,91	38,78	36,82	35,00	33,31	
Obesidad mórbida													

Aquí puedes ver qué valores representan un peso bajo, normal, sobrepeso, obesidad y obesidad mórbida:

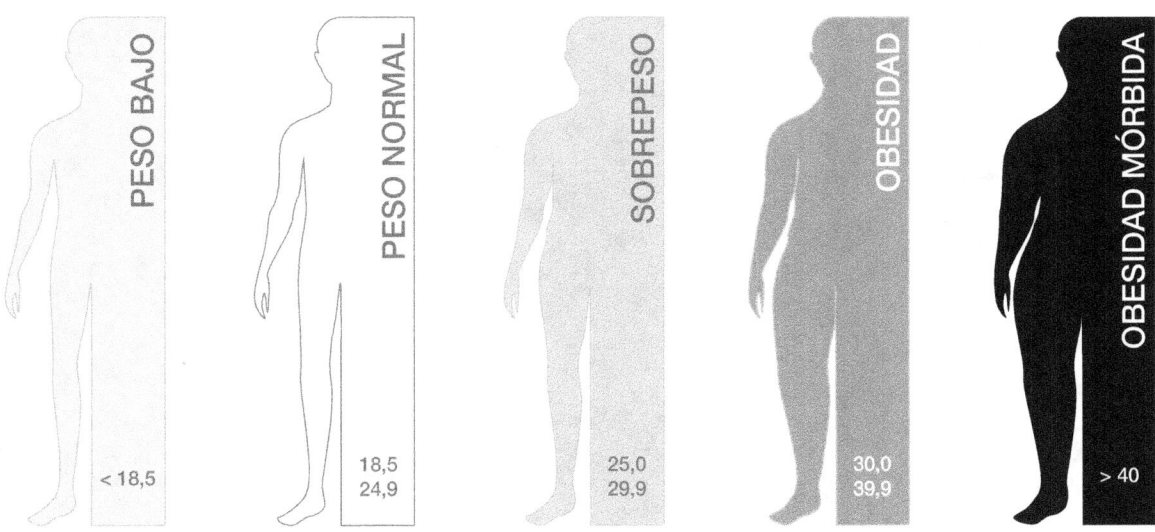

PESO BAJO — < 18,5

PESO NORMAL — 18,5 24,9

SOBREPESO — 25,0 29,9

OBESIDAD — 30,0 39,9

OBESIDAD MÓRBIDA — > 40

✔ **Seguir una dieta equilibrada.** La alimentación es el factor más importante para controlar tu peso y mejorar tu salud. Por eso, te aconsejo que sigas una dieta variada, rica en frutas, verduras, cereales integrales, legumbres, proteínas magras y grasas saludables. Evita los alimentos procesados, azucarados, fritos y grasos. Bebe mucha agua y limita el consumo de alcohol y refrescos. Come de forma proporcionada, respeta las cantidades adecuadas para tu edad, sexo y actividad física. Si necesitas ayuda para diseñar tu dieta, consulta con un nutricionista o usa una aplicación como MyFitnessPal.

✔ **Hacer ejercicio físico.** El ejercicio físico es el complemento perfecto para la alimentación. Te ayuda a quemar calorías, a tonificar tus músculos, a mejorar tu circulación, a fortalecer tu corazón, a liberar endorfinas y a reducir el estrés. Por eso, te recomiendo que hagas ejercicio al menos tres veces por semana, durante unos 30 minutos cada vez. Puedes elegir el tipo de ejercicio que más te guste o que mejor se adapte a tu nivel: caminar, correr, nadar, bailar, hacer yoga, levantar pesas, etc. Lo importante es que te muevas y que te diviertas.

✔ **Mantener una actitud positiva.** El último ingrediente para controlar tu peso y mejorar tu salud es tu mente. Tu mente es la que te impulsa o te frena, la que te anima o te desanima, la que te premia o te castiga. Por eso, te sugiero que mantengas una actitud positiva, que te fijes metas realistas, que celebres tus logros, que te perdones tus errores, que te rodees de personas que te apoyen, que te quieras y que te cuides. Recuerda que eres el protagonista de tu vida, y que solo tú puedes cambiarla.

Estos son los cinco pasos que tienes que seguir para controlar tu peso y mejorar tu salud. No son difíciles, ni costosos, ni aburridos. Son simples, efectivos y divertidos. Solo tienes que ponerlos en práctica y verás los resultados.

¿Qué te parece? ¿Te animas a probarlos? ¿Te atreves a cambiar?

Espero que sí. Porque te lo mereces. Porque te quiero ver feliz. Porque te quiero ver vivo.

Así que no lo dudes más. Empieza hoy mismo. Empieza ahora mismo. Empieza ya.

Porque este es el momento. Porque esta es la oportunidad. Porque esta es tu vida.

¿Qué vas a hacer?

Pasa a la acción

✔ No es necesario que te peses todos los días. Pero sí es importante que te peses al menos una vez a la semana, el mismo día y a la misma hora. Así podrás ver tu progreso real y no te desanimarás por las fluctuaciones normales de tu peso.

✔ No te peses con ropa. Pésate desnudo o con la mínima ropa posible. Así podrás ver tu peso real y no el de tu armario.

✔ No te peses después de comer. Pésate en ayunas, antes de desayunar. Así podrás ver tu peso real y no el de tu comida.

✔ No te peses en cualquier báscula. Deberías utilizar una báscula digital. Si además te mide tu porcentaje de grasa, de músculo y de agua, mucho mejor, recuerda que el primer paso para cambiar algo es medirlo. Así podrás ver tu composición corporal y no sólo tu peso.

⚠ ADVERTENCIA

Este texto tiene fines informativos y no pretende sustituir el consejo médico profesional. Antes de iniciar cualquier programa de pérdida de peso o de mejora de la salud, consulta con tu médico para asegurarte de que es adecuado para ti.

«Un cuerpo sano es un recinto para el alma.
Uno enfermo, una prisión.»

– Francis Bacon

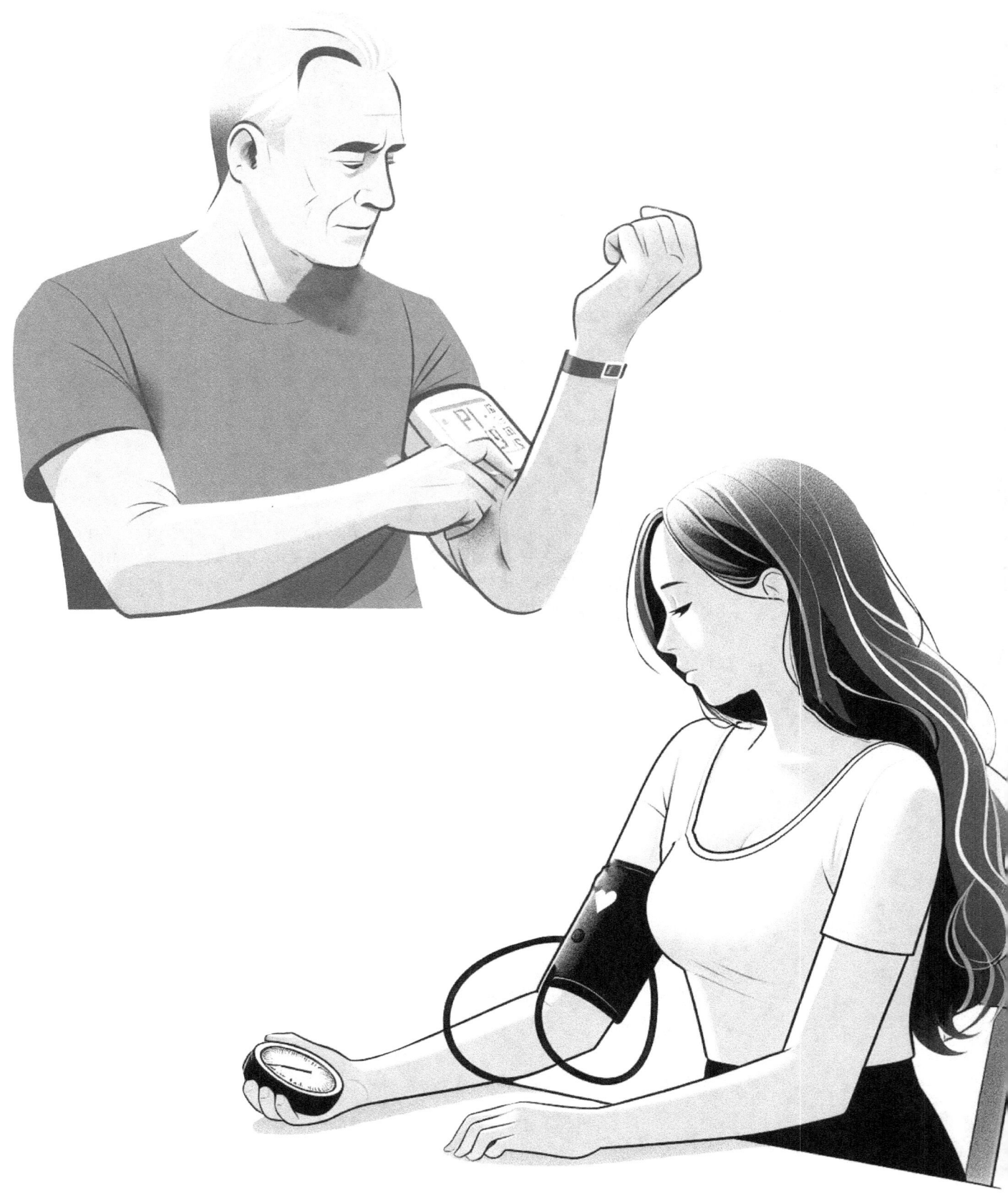

RETO #8
CONTROLA LA PRESIÓN

Fortalece los músculos	★☆☆☆☆	Mejora la salud ósea	★★☆☆☆
Mejora el corazón	★★★★★	Ayuda a prevenir caídas	★★★☆☆
Aumenta la resistencia	★☆☆☆☆	Mejora la estabilidad	★★☆☆☆
Ayuda a controlar el peso	★★★★★	Quema calorías	★★☆☆☆
Mejora la postura	★☆☆☆☆	Reduce el estrés	★★★☆☆

La presión arterial es la fuerza que ejerce la sangre sobre las paredes de las arterias cuando el corazón bombea. Se mide en milímetros de mercurio (mmHg) y se expresa con dos números: el primero es la presión sistólica, que corresponde al momento en que el corazón se contrae, y el segundo es la presión diastólica, que corresponde al momento en que el corazón se relaja. Por ejemplo, una presión arterial normal es de 120/80 mmHg.

¿Y qué pasa si la presión arterial es demasiado alta? Pues que se llama hipertensión y es una enfermedad muy seria que puede fastidiarte la vida. La hipertensión se define como una presión arterial igual o superior a 140/90 mmHg. Y lo peor es que muchas veces no da síntomas, así que puedes tenerla y no saberlo. Por eso es importante que te la midas con frecuencia, sobre todo si tienes más de 40 años, antecedentes familiares, sobrepeso, sedentarismo, fumas o bebes mucho.

La hipertensión es el principal factor de riesgo para sufrir enfermedades cardiovasculares, que son la primera causa de muerte en el mundo. La hipertensión puede dañar el corazón, los riñones, el cerebro, los ojos y otras partes del cuerpo. Puede provocar infartos, insuficiencia cardíaca, derrames cerebrales, aneurismas, insuficiencia renal y ceguera. Vamos, que te puede dejar hecho un trapo o mandarte al otro barrio.

¿Y cómo se puede prevenir y tratar la hipertensión? Pues con hábitos de vida saludables, como comer bien, hacer ejercicio, dejar de fumar y beber con moderación. También hay medicamentos que pueden ayudar a bajar la presión arterial, pero solo los debe recetar un médico. No te automediques ni te fíes de remedios caseros o milagrosos. La hipertensión es una enfermedad seria que requiere un seguimiento profesional.

En la siguiente tabla se muestran valores de referencia de la presión arterial según la edad:

Edad	Mínima (sistólica / diastólica)	Normal (sistólica / diastólica)	Máxima (sistólica / diastólica)
1 - 5	80 / 55	95 / 65	110 / 79
6 - 13	90 / 60	105 / 70	115 / 80
14 - 19	105 / 73	117 / 77	120 / 81
20 - 24	108 / 75	120 / 79	132 / 83
25 - 29	109 / 76	121 / 80	133 / 84
30 - 34	110 / 77	122 / 81	134 / 85
35 - 39	111 / 78	123 / 82	135 / 86
40 - 44	112 / 79	125 / 83	137 / 87
45 - 49	115 / 80	127 / 84	139 / 88
50 - 54	116 / 81	129 / 85	142 / 89
55 - 59	118 / 82	131 / 86	144 / 90
60 - 64	121 / 83	134 / 87	147 / 91
+65	123 / 84	137 / 90	149 / 92

¿Qué medidas puedes tomar si tienes la tensión alta?

✔ Lo primero, acude a tu médico. Cada persona es diferente y puede requerir un tratamiento personalizado según su situación clínica, sus antecedentes, sus factores de riesgo y sus preferencias.

✔ Reduce la sal a menos de 5g por día.

✔ Evita o reduce los alimentos ultraprocesados.

✔ Elimina o reduce el consumo de alcohol y el tabaco.

✔ Sigue una dieta saludable que incluya frutas, verduras, cereales integrales, legumbres, proteínas magras y grasas saludables. Estos alimentos aportan potasio, fibra, antioxidantes y otros nutrientes que ayudan a regular la presión arterial.

✔ Controla el peso y el perímetro de la cintura. El exceso de peso aumenta la resistencia de las arterias y la carga del corazón. Perder peso mejora la presión arterial y la salud cardiovascular. El perímetro de la cintura también es importante, ya que refleja la cantidad de grasa abdominal, que se relaciona con la hipertensión. El perímetro de la cintura ideal es menor de 102 cm para los hombres y menor de 89 cm para las mujeres.

✔ Hacer ejercicio físico regularmente.

✔ Reduce el estrés. Puedes utilizar técnicas de relajación, respiración, meditación, yoga, música, hobbies, etc.

Así que ya sabes, si quieres cuidar tu salud y vivir más y mejor, controla tu presión arterial. No es una tontería, es una cuestión de vida o muerte. Y si tienes dudas, consulta a tu médico. Él te podrá orientar y aconsejar. No seas un egocéntrico y haz caso a los expertos. Tu cuerpo y tu mente te lo agradecerán. Y yo también, porque me gusta que me leas y que aprendas cosas conmigo.

Pasa a la acción

¿Dónde puedes medirte la tensión? En tu farmacia de confianza o acudiendo a tu médico, pero la mejor opción es tener un medidor en casa.

¿Cómo se mide? En tu casa la mejor opción es tener un medidor de tensión de brazo, o bien uno de muñeca. Recuerda estos puntos clave para medirla correctamente:

✔ La presión arterial cambia a lo largo del día y de la noche, haz la medición siempre a la misma hora.

✔ Busca una zona tranquila, sin ruidos ni interrupciones, con una temperatura de 20 – 25°C.

✔ Debes estar relajado. No beber, comer, fumar, ducharte ni hacer ejercicio físico la media hora anterior.

✔ Relájate 5 minutos antes de la medición.

✔ Siéntate cómodamente con la espalda apoyada en el respaldo de la silla, no cruces las piernas y quítate la ropa que pueda oprimirte el brazo.

✔ Si el tensiómetro es de brazo, coloca el manguito dos o tres centímetros por encima del codo. Deja la palma de la mano boca arriba y el codo ligeramente flexionado a la altura del corazón.

✔ Si el tensiómetro es de muñeca, pon la muñequera a la altura del corazón.

✔ No hables durante la medición.

✔ Apunta los valores obtenidos para realizar un seguimiento e informar a tu médico.

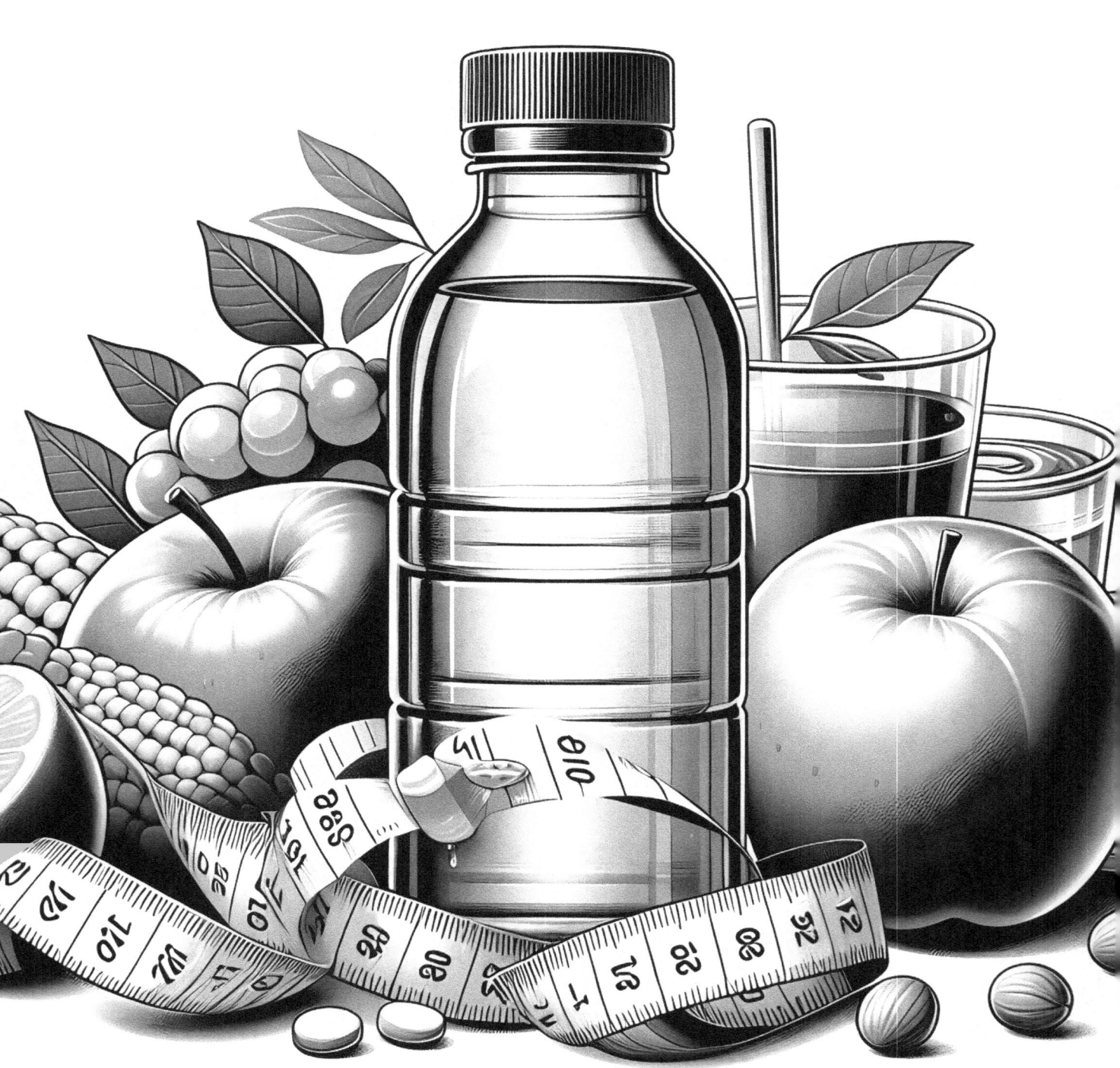

RETO #9
HIDRÁTATE

Fortalece los músculos	★★☆☆☆	Mejora la salud ósea	★★★☆☆
Mejora el corazón	★★★★☆	Ayuda a prevenir caídas	★☆☆☆☆
Aumenta la resistencia	★☆☆☆☆	Mejora la estabilidad	★★☆☆☆
Ayuda a controlar el peso	★★★★★	Quema calorías	★★★☆☆
Mejora la postura	★☆☆☆☆	Reduce el estrés	★★★☆☆

¿Sabes qué es lo que tienen en común el 70 % de tu cuerpo, el 75 % de tu cerebro y el 92 % de tu sangre? Exacto, el agua. El agua es el elemento más abundante y esencial de tu organismo, y sin embargo, muchos lo ignoran y se pasan el día bebiendo refrescos, zumos y otras bebidas azucaradas que solo te aportan calorías vacías y problemas de salud.

Beber agua es una de las mejores cosas que puedes hacer por tu bienestar físico y mental, y te voy a demostrar por qué. Aquí tienes 10 beneficios de beber agua con regularidad:

- ✔ **Regula la temperatura corporal.** El agua te ayuda a mantener una temperatura óptima en tu cuerpo, sobre todo cuando hace calor o cuando haces ejercicio. El agua te permite sudar y eliminar el exceso de calor, evitando que te deshidrates y que sufras golpes de calor.

- ✔ **Lubrica y amortigua las articulaciones.** El agua forma parte del líquido sinovial, que es el que permite que tus huesos se muevan sin roces y sin dolor. Si bebes agua, tus articulaciones estarán más flexibles y saludables, y evitarás problemas como la artritis o la artrosis.

- ✔ **Evita piedras en el riñón.** El agua aumenta la producción y el volumen de la orina, que es el líquido que elimina las toxinas y los desechos de tu cuerpo. Si bebes agua, tus riñones trabajarán mejor y evitarás la formación de cálculos renales, que son unas masas duras y dolorosas que se pueden formar en el sistema urinario.

- ✔ **Facilita la digestión.** El agua es un componente esencial de la saliva, la bilis y el jugo gástrico, que son los encargados de digerir los alimentos que consumes. Si bebes agua, tu digestión será más fácil y rápida, y evitarás problemas como el estreñimiento, la acidez o las úlceras.

✔ **Ayuda a mantener la belleza de la piel.** El agua hidrata y nutre tu piel desde dentro, dándole un aspecto más suave, terso y luminoso. Si bebes agua, tu piel se verá más joven y saludable, y evitarás la sequedad, las arrugas y las manchas.

✔ **La termorregulación** es otro de los beneficios de tomar agua. El agua ayuda a mantener una temperatura adecuada en tu cuerpo, sobre todo cuando hace frío o cuando estás enfermo. El agua te permite regular la fiebre y evitar la hipotermia, que son situaciones que pueden poner en riesgo tu vida.

✔ **Reduce el riesgo de cáncer.** El agua ayuda a prevenir el cáncer, sobre todo el de colon, el de vejiga y el de mama. El agua diluye las sustancias cancerígenas que pueden estar presentes en los alimentos o en el ambiente, y las elimina a través de la orina. Si bebes agua, reducirás las posibilidades de desarrollar tumores malignos.

✔ **Mejora el sistema inmunológico.** El agua fortalece tu sistema inmunológico, que es el que te protege de las enfermedades y las infecciones. El agua transporta los glóbulos blancos, que son las células que combaten los virus, las bacterias y los hongos que pueden atacar tu organismo. Si bebes agua, estarás más preparado para enfrentarte a cualquier amenaza externa.

✔ **Reduce el riesgo de problemas cardíacos.** El agua mejora la circulación sanguínea, que es la que lleva el oxígeno y los nutrientes a todos los órganos y tejidos de tu cuerpo. El agua evita que la sangre se espese y se coagule, lo que puede provocar trombos, infartos o derrames cerebrales. Si bebes agua, tu corazón funcionará mejor y tendrás menos riesgo de sufrir enfermedades cardiovasculares.

✔ **Resuelve el mal aliento.** El agua limpia tu boca de los restos de comida y de las bacterias que causan el mal olor. El agua también estimula la producción de saliva, que es la que neutraliza los ácidos y las sustancias que pueden dañar tus dientes y tus encías. Si bebes agua, tu aliento será más fresco y agradable, y tu sonrisa más bonita.

¿Te he convencido ya de que beber agua es lo mejor que puedes hacer por tu salud? Espero que sí, porque si no, no sé qué más decirte. Tal vez que beber agua también te ayuda a perder peso, a mejorar tu rendimiento físico y mental, a prevenir la depresión y el estrés, y a ser más feliz en general. Pero bueno, eso ya lo sabes, ¿verdad?

Pasa a la acción

Ahora bien, ¿cómo hacer para beber suficiente agua cada día? Pues muy fácil, solo tienes que seguir estos consejos:

✔ Ten siempre una botella de agua a mano, en tu casa, en tu trabajo, en tu coche, en tu bolso, donde sea. Así no tendrás excusa para no beber cuando tengas sed o cuando te acuerdes.

✔ Bebe un vaso de agua al levantarte, **antes** de cada comida, y antes de acostarte. Así te asegurarás de beber al menos cuatro vasos de agua al día, y además te ayudará a controlar el apetito y a dormir mejor.

✔ Bebe agua antes, durante y después de hacer ejercicio. Así evitarás la deshidratación, el cansancio y las lesiones, y mejorarás tu rendimiento y tu recuperación.

✔ Bebe agua con limón, con pepino, con menta, con frutas, con lo que quieras. Así le darás un toque de sabor y de color a tu agua, y además le añadirás vitaminas, antioxidantes y otros beneficios para tu salud.

✔ Bebe infusiones, caldos, sopas, zumos naturales, leche, yogur, y otras bebidas que contengan agua. Así variarás tu forma de hidratarte, y además disfrutarás de otros nutrientes y sabores.

✔ Come frutas, verduras, ensaladas, gelatinas, helados, y otros alimentos que contengan agua. Así complementarás tu ingesta de agua, y además te aportarán fibra, vitaminas, minerales y otros beneficios para tu salud.

¿Ves qué fácil es beber suficiente agua cada día? Solo tienes que proponértelo y hacerlo. No hay excusas, no hay trucos, no hay secretos. Solo hay agua, mucha agua, y muchos beneficios para tu salud.

«La vida es como montar en bicicleta. Para mantener el equilibrio, debes seguir adelante.»

– Albert Einstein

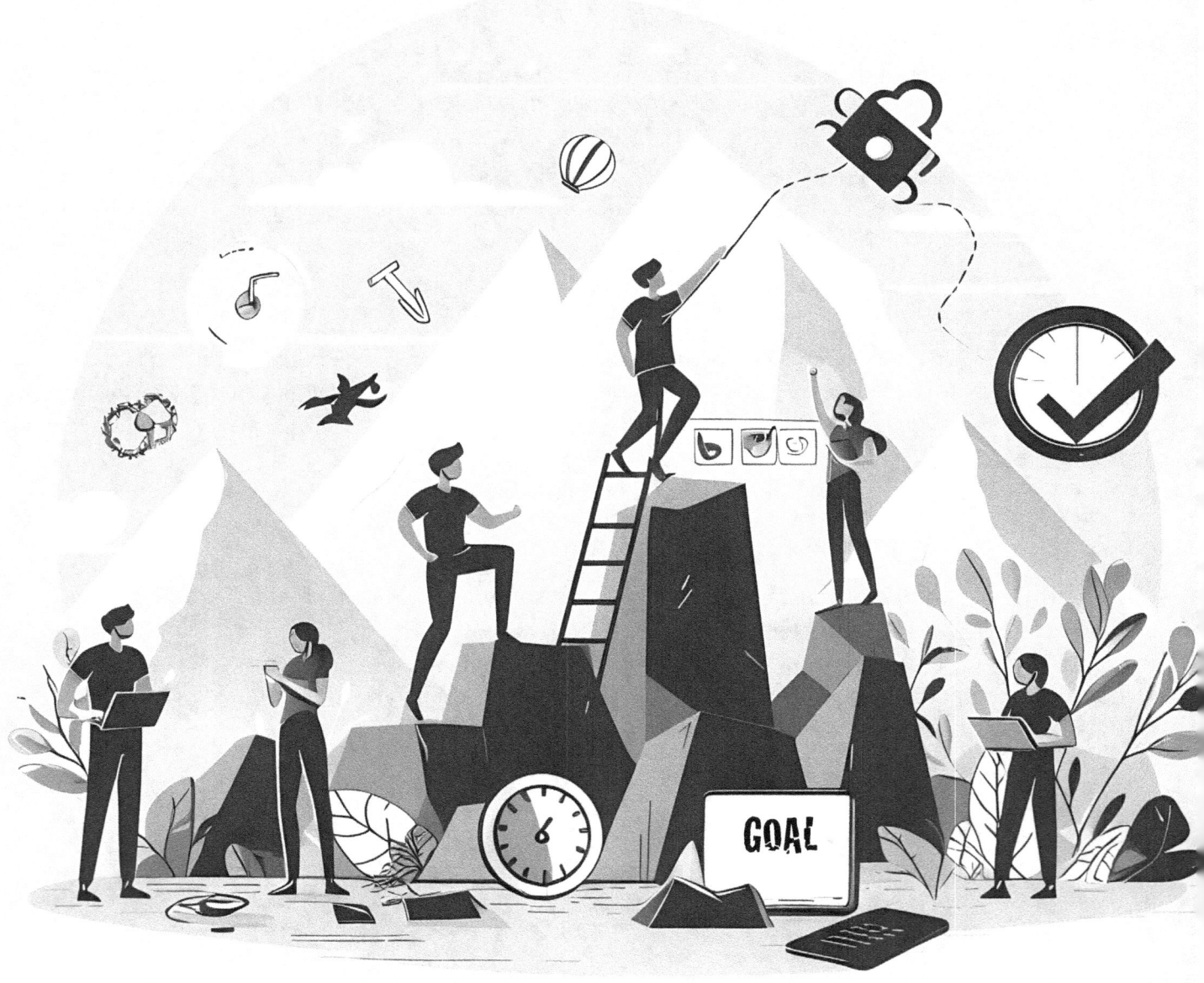

MIDE Y COMPRUEBA TU PROGRESO

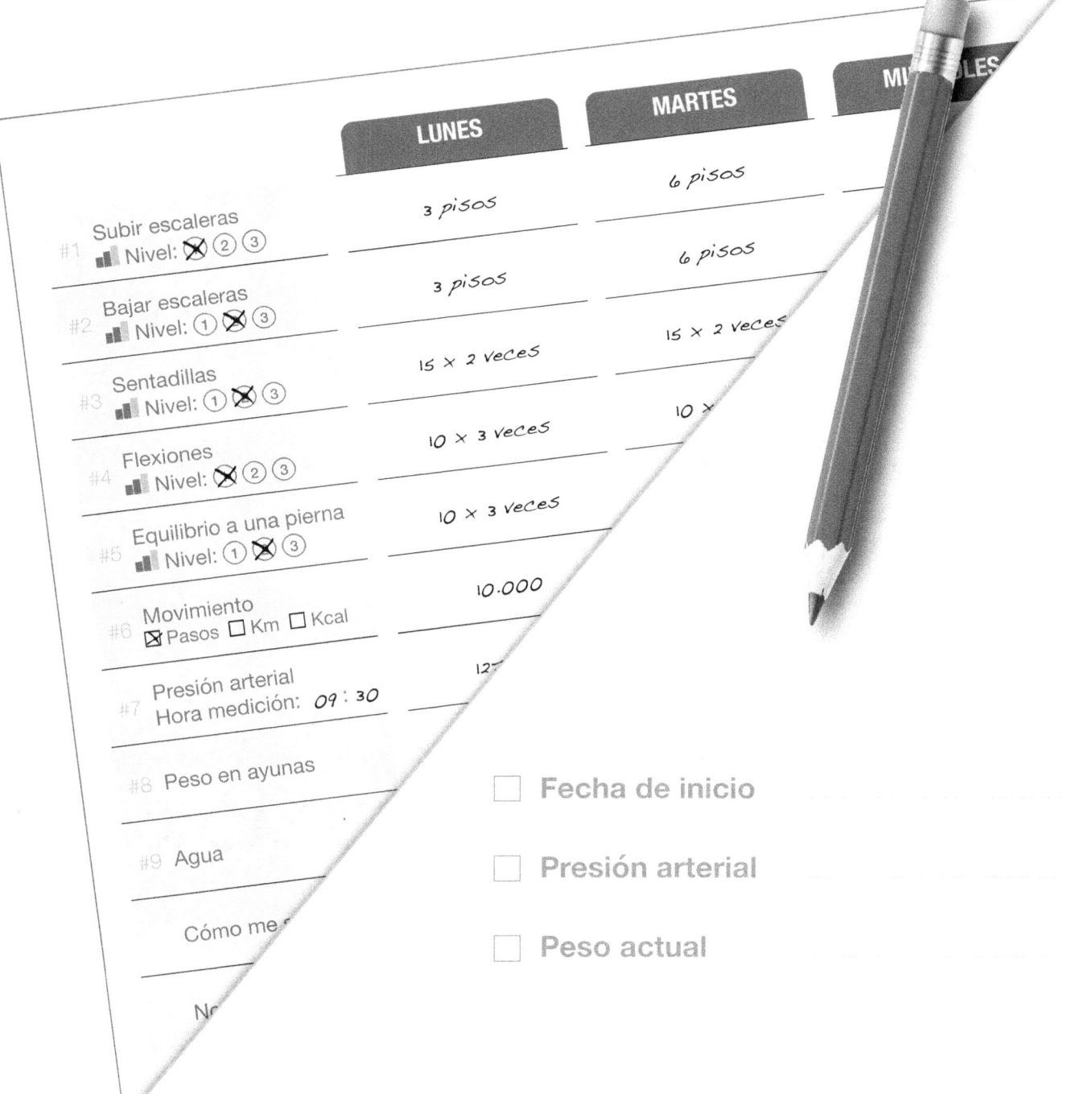

	LUNES	MARTES
#1 Subir escaleras ▪▪▪ Nivel: ⊗ ② ③	3 pisos	6 pisos
#2 Bajar escaleras ▪▪▪ Nivel: ① ⊗ ③	3 pisos	6 pisos
#3 Sentadillas ▪▪▪ Nivel: ① ⊗ ③	15 × 2 veces	15 × 2 veces
#4 Flexiones ▪▪▪ Nivel: ⊗ ② ③	10 × 3 veces	10 ×
#5 Equilibrio a una pierna ▪▪▪ Nivel: ① ⊗ ③	10 × 3 veces	
#6 Movimiento ⊠ Pasos ☐ Km ☐ Kcal	10.000	
#7 Presión arterial Hora medición: 09 : 30	12-	
#8 Peso en ayunas		
#9 Agua		
Cómo me		
N		

☐ Fecha de inicio

☐ Presión arterial

☐ Peso actual

SEMANA 1

	LUNES	MARTES	MIÉRCOLES
#1 Subir escaleras ⬛ Nivel: ① ② ③			
#2 Bajar escaleras ⬛ Nivel: ① ② ③			
#3 Sentadillas ⬛ Nivel: ① ② ③			
#4 Flexiones ⬛ Nivel: ① ② ③			
#5 Equilibrio a una pierna ⬛ Nivel: ① ② ③			
#6 Movimiento ☐ Pasos ☐ Km ☐ Kcal			
#7 Presión arterial Hora medición: :			
#8 Peso en ayunas			
#9 Agua			
Cómo me siento?			
Nota			

OBJETIVOS

☐ ....   ☐ ....

☐ ....   ☐ ....

☐ ....   ☐ ....

☐ ....   ☐ ....

JUEVES	VIERNES	SÁBADO	DOMINGO

NOTAS

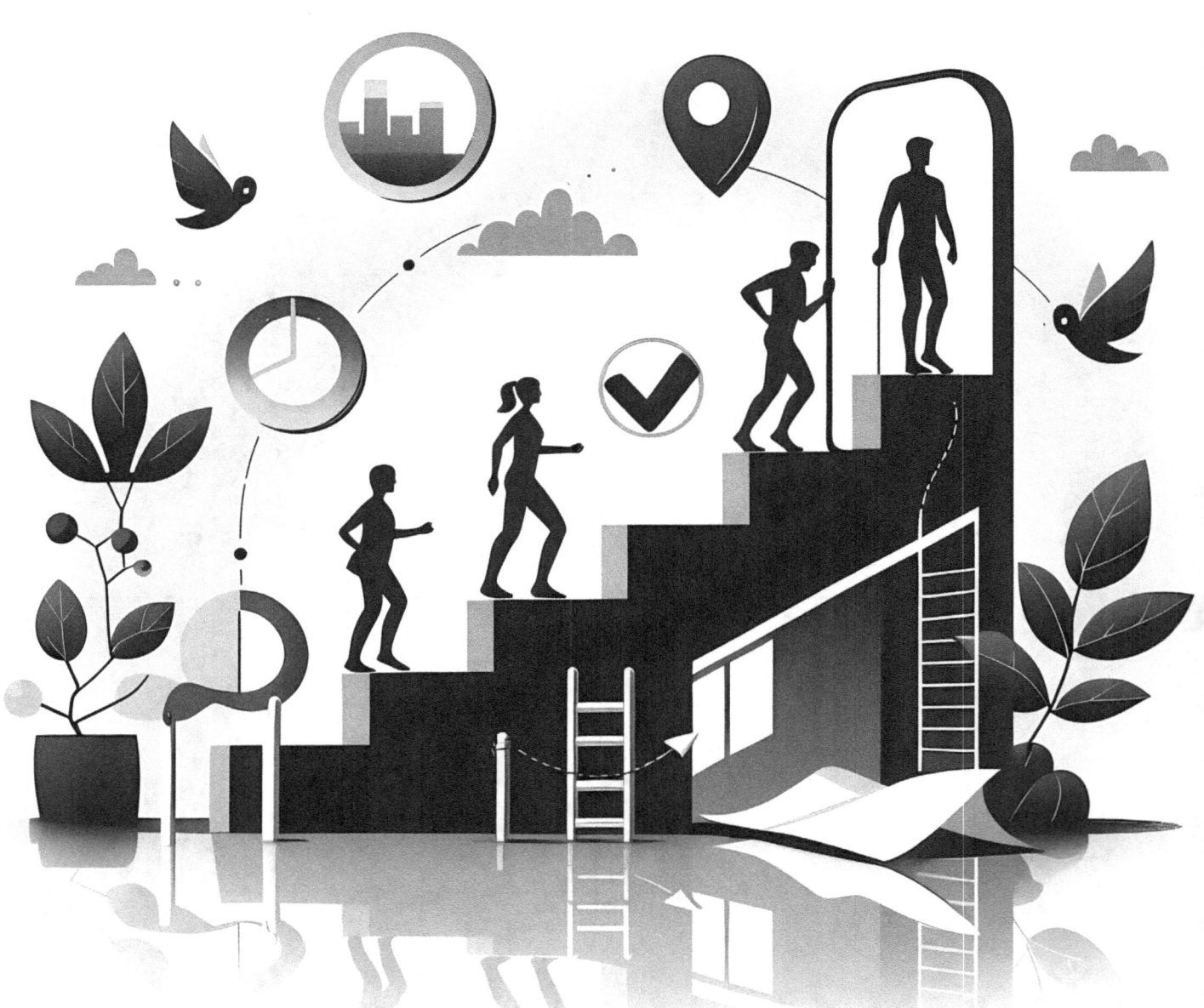

«No cuentes los días, haz que los días cuenten.»

– Muhammad Ali

SEMANA 2

	LUNES	MARTES	MIÉRCOLES
#1 Subir escaleras **Nivel:** ① ② ③			
#2 Bajar escaleras **Nivel:** ① ② ③			
#3 Sentadillas **Nivel:** ① ② ③			
#4 Flexiones **Nivel:** ① ② ③			
#5 Equilibrio a una pierna **Nivel:** ① ② ③			
#6 Movimiento ☐ Pasos ☐ Km ☐ Kcal			
#7 Presión arterial Hora medición: :			
#8 Peso en ayunas			
#9 Agua			
Cómo me siento?	😢 🙁 😐 🙂 😛	😢 🙁 😐 🙂 😛	😢 🙁 😐 🙂 😛
Nota			

OBJETIVOS

☐ ....
☐ ....
☐ ....
☐ ....

☐ ....
☐ ....
☐ ....
☐ ....

JUEVES	VIERNES	SÁBADO	DOMINGO

NOTAS

SEMANA 3

	LUNES	MARTES	MIÉRCOLES
#1 Subir escaleras ▮ Nivel: ① ② ③			
#2 Bajar escaleras ▮ Nivel: ① ② ③			
#3 Sentadillas ▮ Nivel: ① ② ③			
#4 Flexiones ▮ Nivel: ① ② ③			
#5 Equilibrio a una pierna ▮ Nivel: ① ② ③			
#6 Movimiento ☐ Pasos ☐ Km ☐ Kcal			
#7 Presión arterial Hora medición: :			
#8 Peso en ayunas			
#9 Agua			
Cómo me siento?	😢 😟 😐 🙂 😋	😢 😟 😐 🙂 😋	😢 😟 😐 🙂 😋
Nota			

OBJETIVOS

☐ ....
☐ ....
☐ ....
☐ ....

☐ ....
☐ ....

JUEVES	VIERNES	SÁBADO	DOMINGO

NOTAS

SEMANA 4

	LUNES	MARTES	MIÉRCOLES
#1 Subir escaleras Nivel: ① ② ③			
#2 Bajar escaleras Nivel: ① ② ③			
#3 Sentadillas Nivel: ① ② ③			
#4 Flexiones Nivel: ① ② ③			
#5 Equilibrio a una pierna Nivel: ① ② ③			
#6 Movimiento ☐ Pasos ☐ Km ☐ Kcal			
#7 Presión arterial Hora medición: :			
#8 Peso en ayunas			
#9 Agua			
Cómo me siento?	😢 🙁 😐 🙂 😛	😢 🙁 😐 🙂 😛	😢 🙁 😐 🙂 😛
Nota			

OBJETIVOS

☐ .... ☐ ....

☐ .... ☐ ....

☐ .... ☐ ....

☐ .... ☐ ....

JUEVES	VIERNES	SÁBADO	DOMINGO

NOTAS

SEMANA 5

	LUNES	MARTES	MIÉRCOLES
#1 Subir escaleras Nivel: ① ② ③			
#2 Bajar escaleras Nivel: ① ② ③			
#3 Sentadillas Nivel: ① ② ③			
#4 Flexiones Nivel: ① ② ③			
#5 Equilibrio a una pierna Nivel: ① ② ③			
#6 Movimiento ☐ Pasos ☐ Km ☐ Kcal			
#7 Presión arterial Hora medición: :			
#8 Peso en ayunas			
#9 Agua			
Cómo me siento?	😢 🙁 😐 🙂 😛	😢 🙁 😐 🙂 😛	😢 🙁 😐 🙂 😛
Nota			

OBJETIVOS

☐ ....

☐ ....

☐ ....

☐ ....

☐ ....

☐ ....

☐ ....

☐ ....

JUEVES	VIERNES	SÁBADO	DOMINGO

NOTAS

SEMANA 6

	LUNES	MARTES	MIÉRCOLES
#1 Subir escaleras ▮ Nivel: ① ② ③			
#2 Bajar escaleras ▮ Nivel: ① ② ③			
#3 Sentadillas ▮ Nivel: ① ② ③			
#4 Flexiones ▮ Nivel: ① ② ③			
#5 Equilibrio a una pierna ▮ Nivel: ① ② ③			
#6 Movimiento ☐ Pasos ☐ Km ☐ Kcal			
#7 Presión arterial Hora medición: :			
#8 Peso en ayunas			
#9 Agua	🥛🥛🥛🥛🥛🥛	🥛🥛🥛🥛🥛🥛	🥛🥛🥛🥛🥛🥛
Cómo me siento?	😢 😟 😐 🙂 😛	😢 😟 😐 🙂 😛	😢 😟 😐 🙂 😛
Nota			

OBJETIVOS

☐ ....

☐ ....

☐ ....

☐ ....

☐ ....

☐ ....

☐ ....

☐ ....

JUEVES	VIERNES	SÁBADO	DOMINGO

NOTAS

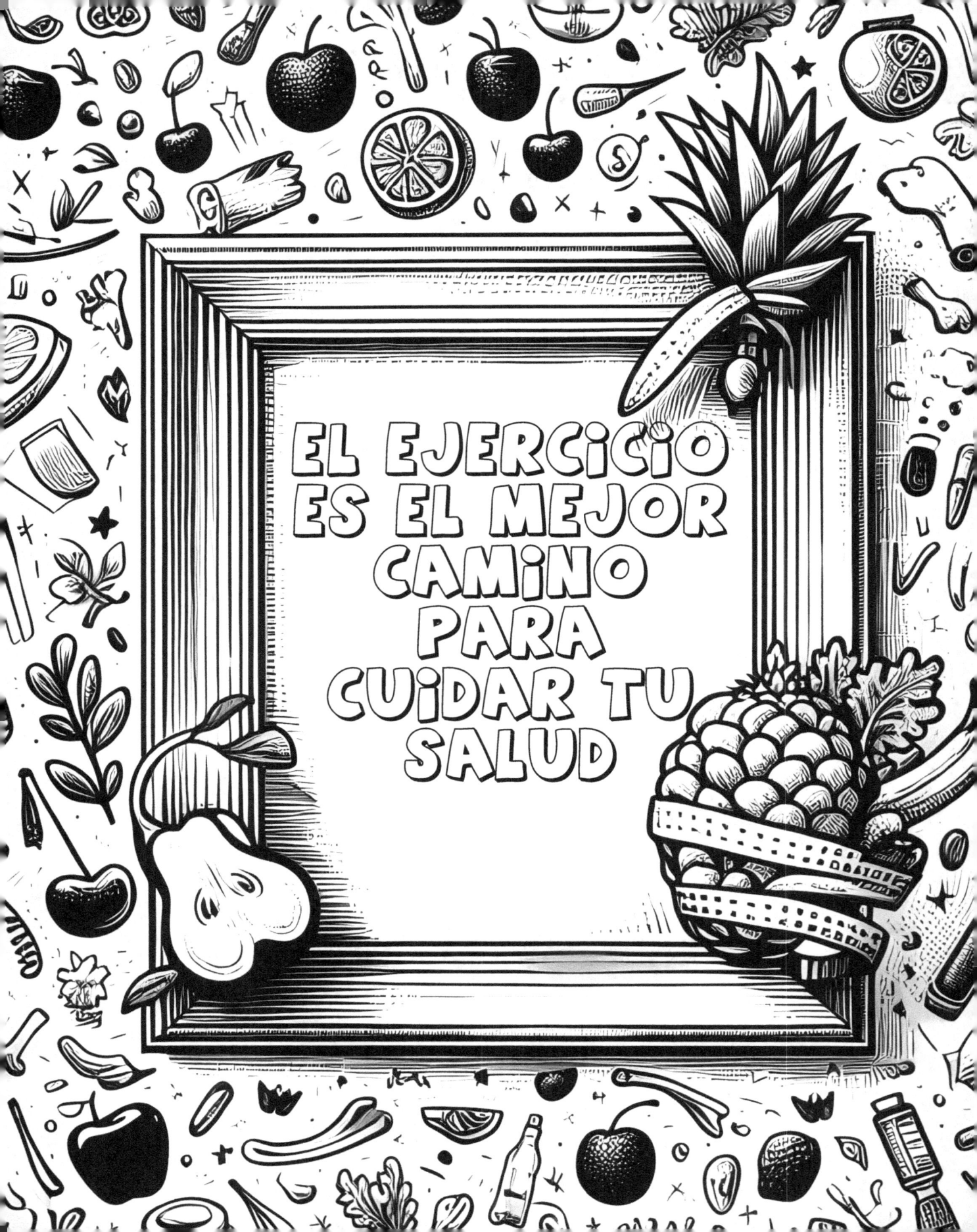

¡Felicidades! Has llegado a la mitad del reto de 3 meses para activarte físicamente y llevar una mejor salud. Has completado 6 semanas de esfuerzo, dedicación y constancia.

Pero no te relajes, aún te queda la otra mitad del reto por delante. No dejes que la rutina, el cansancio o la falta de motivación te impidan seguir adelante. Piensa en todo lo que has logrado hasta ahora y en todo lo que puedes conseguir si continúas con el reto. Piensa en los beneficios que la actividad física te aporta a tu cuerpo y a tu mente. Piensa en lo bien que te sientes cuando cumples tus objetivos y superas tus retos.

Te animo a que sigas con el reto con la misma ilusión y ganas que el primer día. Te aseguro que valdrá la pena y que te sentirás orgulloso de ti mismo cuando llegues al final. Recuerda que no estás solo, que cuentas con mi apoyo y el de todos los que te quieren y te admiran. Recuerda que eres capaz de hacer todo lo que te propongas, solo tienes que creer en ti y en tu potencial.

Estoy seguro de que lo vas a conseguir y de que vas a disfrutar del proceso. Te espero en la próxima semana con nuevos retos y consejos para que sigas activándote físicamente y llevando una mejor salud. ¡Vamos, tú puedes!

«La salud es lo primero. Inspirarse en alguien para ser más saludable sería lo mejor que puedes hacer.»

– LeBron James

SEMANA 7

	LUNES	MARTES	MIÉRCOLES
#1 Subir escaleras Nivel: ① ② ③			
#2 Bajar escaleras Nivel: ① ② ③			
#3 Sentadillas Nivel: ① ② ③			
#4 Flexiones Nivel: ① ② ③			
#5 Equilibrio a una pierna Nivel: ① ② ③			
#6 Movimiento ☐ Pasos ☐ Km ☐ Kcal			
#7 Presión arterial Hora medición: :			
#8 Peso en ayunas			
#9 Agua			
Cómo me siento?	😢 😟 😐 😊 😛	😢 😟 😐 😊 😛	😢 😟 😐 😊 😛
Nota			

OBJETIVOS

☐ ....

☐ ....

☐ ....

☐ ....

☐ ....

☐ ....

☐ ....

☐ ....

JUEVES	VIERNES	SÁBADO	DOMINGO

NOTAS

SEMANA 8

	LUNES	MARTES	MIÉRCOLES
#1 Subir escaleras — Nivel: ① ② ③			
#2 Bajar escaleras — Nivel: ① ② ③			
#3 Sentadillas — Nivel: ① ② ③			
#4 Flexiones — Nivel: ① ② ③			
#5 Equilibrio a una pierna — Nivel: ① ② ③			
#6 Movimiento ☐ Pasos ☐ Km ☐ Kcal			
#7 Presión arterial Hora medición: :			
#8 Peso en ayunas			
#9 Agua			
Cómo me siento?			
Nota			

OBJETIVOS

- ☐
- ☐
- ☐
- ☐

- ☐
- ☐
- ☐
- ☐

JUEVES	VIERNES	SÁBADO	DOMINGO

NOTAS

SEMANA 9

	LUNES	MARTES	MIÉRCOLES
#1 Subir escaleras ▁▃▅ Nivel: ① ② ③			
#2 Bajar escaleras ▁▃▅ Nivel: ① ② ③			
#3 Sentadillas ▁▃▅ Nivel: ① ② ③			
#4 Flexiones ▁▃▅ Nivel: ① ② ③			
#5 Equilibrio a una pierna ▁▃▅ Nivel: ① ② ③			
#6 Movimiento ☐ Pasos ☐ Km ☐ Kcal			
#7 Presión arterial Hora medición: :			
#8 Peso en ayunas			
#9 Agua	🥛🥛🥛🥛🥛🥛	🥛🥛🥛🥛🥛🥛	🥛🥛🥛🥛🥛🥛
Cómo me siento?	😢 😟 😐 🙂 😛	😢 😟 😐 🙂 😛	😢 😟 😐 🙂 😛
Nota			

OBJETIVOS

☐ ....

☐ ....

☐ ....

☐ ....

☐ ....

☐ ....

☐ ....

☐ ....

JUEVES	VIERNES	SÁBADO	DOMINGO

NOTAS

	LUNES	MARTES	MIÉRCOLES
#1 Subir escaleras ▪️ Nivel: ① ② ③			
#2 Bajar escaleras ▪️ Nivel: ① ② ③			
#3 Sentadillas ▪️ Nivel: ① ② ③			
#4 Flexiones ▪️ Nivel: ① ② ③			
#5 Equilibrio a una pierna ▪️ Nivel: ① ② ③			
#6 Movimiento ☐ Pasos ☐ Km ☐ Kcal			
#7 Presión arterial Hora medición: :			
#8 Peso en ayunas			
#9 Agua			
Cómo me siento?	😢 ☹️ 😐 🙂 😋	😢 ☹️ 😐 🙂 😋	😢 ☹️ 😐 🙂 😋
Nota			

OBJETIVOS

☐ ....

☐ ....

☐ ....

☐ ....

☐ ....

☐ ....

☐ ....

☐ ....

JUEVES	VIERNES	SÁBADO	DOMINGO

NOTAS

SEMANA 11

	LUNES	MARTES	MIÉRCOLES
#1 Subir escaleras ▮ Nivel: ① ② ③			
#2 Bajar escaleras ▮ Nivel: ① ② ③			
#3 Sentadillas ▮ Nivel: ① ② ③			
#4 Flexiones ▮ Nivel: ① ② ③			
#5 Equilibrio a una pierna ▮ Nivel: ① ② ③			
#6 Movimiento ☐ Pasos ☐ Km ☐ Kcal			
#7 Presión arterial Hora medición: :			
#8 Peso en ayunas			
#9 Agua			
Cómo me siento?	😢 😞 😐 🙂 😋	😢 😞 😐 🙂 😋	😢 😞 😐 🙂 😋
Nota			

OBJETIVOS

☐ ....

☐ ....

☐ ....

☐ ....

☐ ....

☐ ....

☐ ....

☐ ....

JUEVES	VIERNES	SÁBADO	DOMINGO

NOTAS

SEMANA 12

	LUNES	MARTES	MIÉRCOLES
#1 Subir escaleras ⬛ Nivel: ① ② ③			
#2 Bajar escaleras ⬛ Nivel: ① ② ③			
#3 Sentadillas ⬛ Nivel: ① ② ③			
#4 Flexiones ⬛ Nivel: ① ② ③			
#5 Equilibrio a una pierna ⬛ Nivel: ① ② ③			
#6 Movimiento ☐ Pasos ☐ Km ☐ Kcal			
#7 Presión arterial Hora medición: :			
#8 Peso en ayunas			
#9 Agua			
Cómo me siento?	😢 🙁 😐 🙂 😋	😢 🙁 😐 🙂 😋	😢 🙁 😐 🙂 😋
Nota			

OBJETIVOS

☐ ....

☐ ....

☐ ....

☐ ....

☐ ....

☐ ....

☐ ....

☐ ....

JUEVES	VIERNES	SÁBADO	DOMINGO

NOTAS

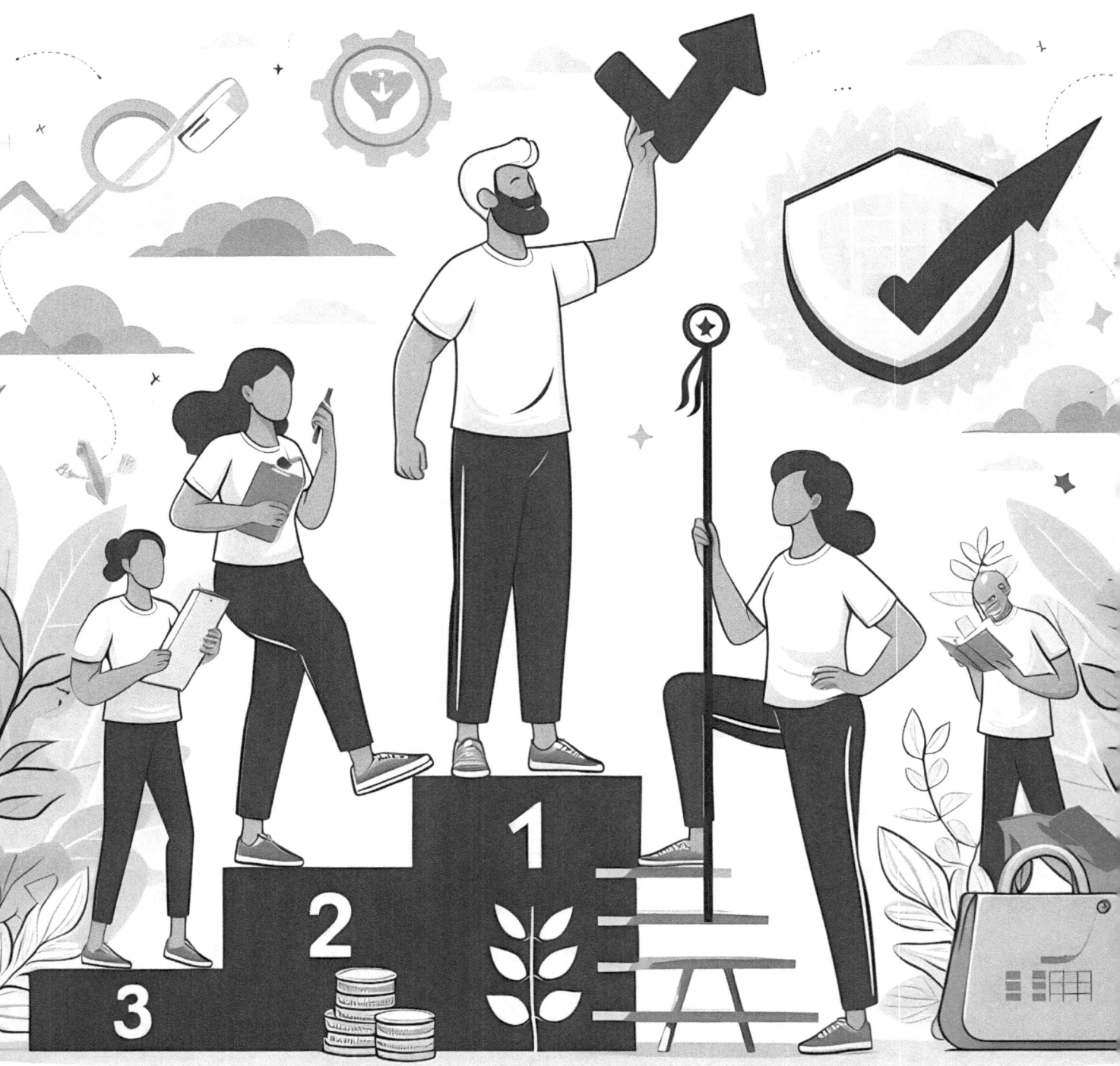

¡Enhorabuena! Has llegado al final de este libro y has completado el reto de 3 meses para activarte físicamente y llevar una mejor salud. Estoy muy orgulloso de ti y de todo lo que has logrado. Has demostrado que eres capaz de superar tus límites y de adoptar hábitos saludables que te harán sentir mejor contigo mismo y con tu entorno.

Has subido y bajado escaleras, has hecho sentadillas, flexiones, ejercicios de equilibrio, has registrado tu movimiento diario, te has pesado de forma regular y has aumentado tu ingesta diaria de agua. Todo esto ha tenido un impacto positivo en tu cuerpo y en tu mente. Has mejorado tu resistencia, tu fuerza, tu flexibilidad, tu coordinación, tu autoestima, tu motivación y tu bienestar.

Pero esto no es el final, sino el principio de una nueva etapa en tu vida. No dejes que todo lo que has conseguido se pierda por el camino. Mantén el compromiso con tu salud y sigue disfrutando de los beneficios de la actividad física. No te conformes con lo que has logrado, sino que busca nuevos retos que te mantengan activo y feliz.

Te agradezco que hayas confiado en este libro para acompañarte en este viaje. Ha sido un placer compartir contigo estos 3 meses y espero que hayas aprendido mucho y te hayas divertido. Te deseo lo mejor y te animo a que sigas siendo la mejor versión de ti mismo.

«Nuestros cuerpos son nuestros jardines,
nuestras voluntades son nuestros jardineros.»

– William Shakespeare

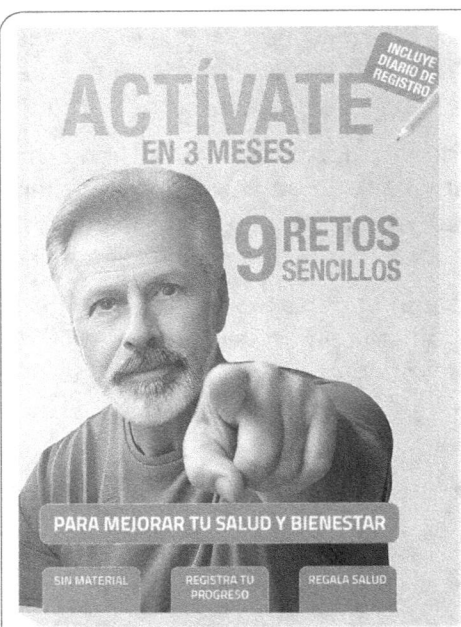

ACTÍVATE en 3 meses.
9 Retos sencillos para mejorar tu salud y bienestar

https://www.amazon.es/dp/B0CPJ9K95Y

Accede al libro desde tu móvil a través de este código QR.

También te puede gustar:

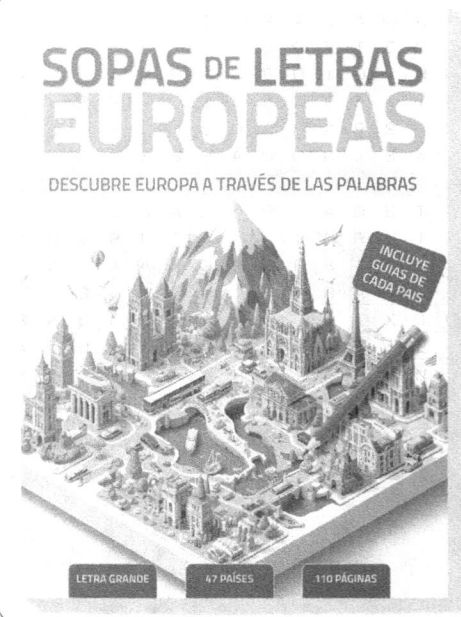

Descubre Europa a Través de las Palabras
Sopas de Letras Europeas

https://www.amazon.es/dp/B0CKGWWH9M

Accede al libro desde tu móvil a través de este código QR.

¿Te ha gustado este libro? Espero que sí, porque te ha hecho esforzarte, cumplir objetivos y te ha enseñado cosas que no sabías. ¿A que sí?

Pues ahora te voy a pedir un favor. Déjame una reseña en Amazon. Sí, ya sé que es un coñazo, pero créeme, me harías muy feliz. Y no solo a mí, sino también a otras personas que están buscando un libro como este. Tu feedback es muy importante para mí, porque me ayuda a mejorar y a seguir escribiendo libros que te motiven a vivir más y mejor. Y tu opinión positiva es un gran apoyo, porque así más gente se animará a comprar este libro y a embarcarse en su propia mejora personal. Así que, por favor, dedícame unos minutos de tu tiempo.

Te lo agradeceré eternamente. Y si no lo haces, te perseguiré hasta el fin del mundo. No, tampoco es verdad, pero me pondré muy triste. Así que ya sabes, deja tu reseña en Amazon y hazme feliz. Y si no te ha gustado el libro, pues también me lo puedes decir, pero con educación, ¿eh? Que yo soy muy sensible. Gracias por leerme y hasta pronto.

★ ★ ★ ★ ★

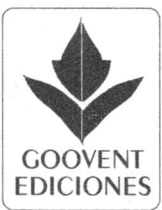

GOOVENT
EDICIONES

www.ingramcontent.com/pod-product-compliance
Lightning Source LLC
Chambersburg PA
CBHW082145290526
45794CB00008B/3177